"十四五"国家重点出版物出版规划项目

精选海外珍稀中医方书十种校释

张志斌 郑金生/总主编

续易简方论

[宋]施 发/编纂

张志斌 于大猛/校释

附：

易简方

[宋]王 硕/撰

张志斌 陈 晓/校释

续易简方论后集

[宋]卢祖常/纂次

张志斌 于大猛/校释

上海科学技术出版社

图书在版编目（CIP）数据

续易简方论 /（宋）施发编纂；张志斌，于大猛校释. 附：易简方 /（宋）王硕撰；张志斌，陈晓校释. 附：续易简方论后集 /（宋）卢祖常纂次；张志斌，于大猛校释. -- 上海：上海科学技术出版社，2025.7. （精选海外珍稀中医方书十种校释 / 张志斌，郑金生总主编）. -- ISBN 978-7-5478-7109-6

Ⅰ. R289.344

中国国家版本馆CIP数据核字第20253G7349号

续易简方论

[宋] 施　发　编纂　张志斌　于大猛　校释

附：

易简方

[宋] 王　硕　撰　张志斌　陈　晓　校释

续易简方论后集

[宋] 卢祖常　纂次　张志斌　于大猛　校释

上海世纪出版(集团)有限公司 出版、发行
上海科学技术出版社
(上海市闵行区号景路159弄A座9F-10F)
邮政编码 201101　www.sstp.cn
徐州绪权印刷有限公司印刷
开本 787×1092　1/16　印张 15.5
字数 190千字
2025年7月第1版　2025年7月第1次印刷
ISBN 978-7-5478-7109-6/R·3241
定价：138.00元

本书如有缺页、错装或坏损等严重质量问题，请向印刷厂联系调换

内容提要

《续易简方论》，附《易简方》《续易简方论后集》，凡三部书。

《续易简方论》由南宋施发所撰，成书于南宋淳祐三年（1243）。该书见于明代书目著录，至清代该书已流传甚少。至今，国内外仅日本尚存此书后期日本抄本或刻本。本次点校以日本天明三年（1783）抄，多纪元简手跋本为底本，以《三因极一病证方论》以及其他宋元明医方书作为校本，予以校点。该书六卷，不分门类，径列《易简方》所论之四十方，即"增损饮子治法三十首"与"市肆丸药治法"十首，逐方予以辨析辨证用药，分别评述各方所论所用之宜与失。且附168个有名备选之方，对各方之适应证解说甚明。

《易简方》由南宋王硕所撰。本次校释以日本宽延元年（1748）望三英的重刻宋四明杨氏本（简称"宽延本"）为底本，以日本天保四年（1833）刻本，井上廷明等四位日本汉方医家手校旁批（简称"天保本"）为校本。该书不分卷，虽书前论述常用的30味药，但主体是40个方子，即"增损饮子治法三十首"与"市肆丸药治法"10首，所载方剂大多可以制成散剂或丸剂，便于储存及传播，且附有详细的中药炮制与成药制作及保存方法，并给出多种不同情况的加减使用。

《续易简方论后集》由南宋卢祖常所撰，原名当为《易简方纠缪》。本次校释以日本回归之日本国立公文书馆内阁文库藏江户时期抄本为底本，以《三因极一病证方论》《百一选方》《易简方》及其他的元明医方书作为校本。

本书可供中医临床工作者、中医文献研究者以及中医爱好者参考阅读。

丛书前言

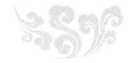

《精选海外珍稀中医方书十种校释》收集海外回归的珍稀中医方书十种，作为十册单行本。

一、丛书中医方书的一般文献状况

中医在古代世界医林中一度走在前列，故其书籍曾不断流传海外，尤其对周边汉字文化圈的国家产生了巨大影响。在古医籍流传过程中，某些书种或版本在国内业已失传，却还留存海外。海外中医古籍回归之事始于清代末年，日本所藏中医古籍首次成批回归故国。清末及随后的数十年间，列强入侵，军阀混战，给中国人民带来深重的灾难，回归工作也陷入停顿。直至20世纪90年代初，改革开放为抢救回归海外遗存中医古籍创造了条件。大批量的海外中医珍善本古籍回归项目，正式启动于1996年，此后的20年中，在政府与各级领导的关怀支持下，不断获得各项基金资助。在课题组长郑金生教授的带领下，课题组的文献学学者自日本、欧美等多个国家共回归中医古籍600余种。曾于2017年由中华书局出版了大型影印丛书，共收子书427种，厘为403册。影响很大，也很好。但是，此套丛书篇幅过大，一般只适合图书馆或相关单位集体收藏，而不适于中医药工作者及爱好者个人收藏、阅读与使用。

这些回归的中医古籍中，最为精彩的部分就是医方书，其中又以宋代医方书最为光彩夺目。医方书是对中医临床最具有参考指导意义的一个部分，也最适合中医学生及临床医生阅读参考。出于这样的考虑，由上海科学技术出版社提出创意，经两位主编反复商讨，几经改动，最后确定在海外回归的中医方书中选择了十种医方书，整理校释，形成本套丛书。其中九种为宋金方书，一种为明代方书。

宋代方书中有国内失传黎民寿《黎居士简易方论》、刘信甫《活人事证方》《活人事证方后集》、郭坦《十便良方》等。这些方书中的许多名方曾被后世引用，但书却亡佚。如《十便良方》是南宋著名的方书。作者郭坦，病废二十年。他以折肱之亲历，编成此书。可惜的是该书40卷，现仅有两种残本存世，一藏中国（10卷），一藏日本（31卷）。今本套丛书将复制回归的日本藏本予以影印，与国内藏本互补，除去重复，可得37卷，距凑成完璧仅差3卷。南宋著名医家许叔微的《类证普济本事方》也有前后两集。其《后集》国内虽也存个别清刊及和刻本，但均质次卷残。本套丛书收入了该书的日藏南宋刊本全帙，使读者能一睹许叔微《本事方》全貌。此外，宋版《杨氏家藏方》（杨倓）、据宋版抄录的《叶氏录验方》（叶大廉）等多种珍稀宋代方书均收入了本套丛书。明代方书《医学指南捷径六书》现存7个或各有残缺或各有脱误的版本，则更是散在国内外六个不同的图书馆，历经辛难才收集完善。

二、丛书所收方书的共同特点

1. 方剂的来源广泛　丛书中既有引用宋及宋以前的著名医方书所载方子，还有更多来自家传或自制、名医所传，以及民间走方郎中或僧道人等，甚或是民间百姓所用之专治某病的验方。正因为宋代方书存有大量方剂来自各种此前未见记录的各方人士的经验，既实用，又稀见，其方就显得弥足珍贵。如《类证普济本事方》中的"宁志膏""七珍散"均属自制方，前方方后注云："予族弟妇，缘兵火失心，制此方与之，服二十粒愈。亲识多传去，服之皆验。"后方方后注云："予制此方，温平不热，每有伤寒、疟疾、中暑，得差之后，用此以调脾胃，日三四服，十日外，饮食倍常。"其"惊气圆"则属家传者，方后注云："此予家秘方也。戊申年，军中一人犯法，褫衣将受刃，得释，神失如痴。予与一粒，服讫而寐，及觉，病已失矣。"

又如《叶氏录验方》所记录的有名方，大多注明方剂来源，来自有姓名或职务者近百人，每人或仅一二方。地点涉及江东、江南、绍兴、衢州、明州、池州、建州、舒州、南阳、四明、沙河等地。来自同僚官员者，大多以职务相称，如魏丞相、颜侍郎、秦侍郎、徐侍郎、李侍郎、江谏议、任少卿、赵少卿、范知府、叶知县、沈给事、仇防御、牛主簿、边学谕等；来自为医者，大多以"医"相称，如许尧臣、医官王康、医官杜壬、王医师、柴医、于医、小石医、河塘余医、高医等；来自释道人士者，如衢州医僧慧满、孙道士、江南龙瑞长老、江道人、罗汉长老、黄衣道士、紫微山道士吕玄光等；来自民间医生者，叶氏称之为"郎中"，如绍兴王郎中、刘郎中、池州王郎中、舒州列郎中、郎中于革、于郎中、高郎中、蔡郎中、明州黄郎中、柴郎中、包郎中、张郎中等。

《黎居士简易方论》中也记载有：李参政银白散、姜侍郎乌龙丹、刘侍郎治耳顺方、郭都处萎连圆、方魏将使青娥圆、高太尉感应圆、张武经大明圆、石大夫思食大人参圆、外公蔡医传秘方冲和散、王医师方固荣散、外舅蔡医传秘方九宝饮子、钱大师黄连汤、蔡医传方丁公明治耳聋等署有传人职务姓名称谓的方剂。

2. 重视丸散等成方的使用　但是，这显然并非一般所理解的成药——一药治多病，宋代方书非常考究用"圆""散""丹"的用法，除了常用的米饮、温酒、薄醋、淡盐水、枣汤等之外，常会根据不同的病种及病情，对服用法提出特殊的要求。正是服用方法的不同，可为多病多用，多证多用。

如《黎居士简易方论》中治疗风证的大通圆，方后服药法说：

卒中不语，口眼㖞斜，左瘫右痪，煨葱酒下。伤风头疼，夹脑风，生葱茶下。四肢、头面虚肿，炒豆淋酒下。风热肿痛，生姜薄荷汁同调酒，送下。胸膈痰实，眩晕昏闷，腊茶清下。浑身瘾疹，蜜汤下。下脏风攻，耳内蝉鸣，煨猪腰子细嚼，温酒送下。腰疼腿痛，乳香酒下。风毒攻眼，冷泪昏暗，菊花茶下。干湿脚气，木瓜酒下。妇人血气攻刺，当归酒下。血风疼痛，醋汤下。

又如《叶氏录验方》中的"积药麝香圆"，方后附了28种不同加减治疗不同的病症：

男子劳疾，猪胆酒下；女人膈血，桂心酒下；翻胃，随食下；冷痃癖气，姜汤下；腰膝疼，醋汤下；咳嗽，皂角汤下；下元冷秘，汉椒汤下；血块，京三棱酒下；女人四季宣转，醋汤下；死胎在腹，桂末一钱、水银少许，热酒调下；小儿惊风，干蝎汤下；十般水肿，大麦同甘遂汤下；寒疟，大蒜汤下；风气痔疾，炒黑豆淋汁下；霍乱，井花水下；寸白虫，芜荑汤下；蛊毒，糯米同羊乳酒下；肌肤燥痒，荆芥汤下；中风口眼㖞斜，羊骨煎酒下；脾中冷积，干姜汤下；四季宣导，冷茶清下；顽麻风，童子小便和酒下；阳毒伤寒，麻黄煎汤下；阴毒伤寒，暖酒下；心痛，木瓜酒下；打扑，蟹酒下；大便不通，冷茶下；久痢，甘草汤下；女人血气，艾醋汤下；产后诸疾，热酒下；一切疮肿，黄耆汤下；小儿疳气，黄连汤下；小肠气，炒茴香汤下；血气潮热，当归酒下。

《魏氏家藏方》的"加减大橘皮煎圆"，其方后服药法则根据所出现的不同见证，采用不同的服药法：

饮食减少，用丁香、附子煎汤下；胸膈不快，丁香、茯苓、干姜、白术、甘草煎汤下；大便作泻，豆蔻、附子煎汤下；心气不足，睡卧不寐，茯苓、附子煎汤下；受寒邪，姜、附煎汤下；小便多，茴香、盐、附煎汤下；虚冷腹疼，茱萸、附子煎汤下；大便泻血，缩砂、附子煎汤下；口吐涎沫，津液稠黏，痰饮恶心，川乌、附子、南星煎汤下。

3. 讲究方剂中药物的炮制　如《叶氏录验方》所载的方剂，都十分讲究所用药物的炮制方法。虽然，在书前并无关药物炮制的总论，但在正文中，几乎在每一味药后面都会不厌其烦地加上炮制方法。比如，具有补益作用的"双芝圆"，药后的炮制方法，以及药丸的制作方法，均非常讲究。

熟地黄壹两半，酒浸壹宿，再蒸伍柒次，火焙　**麦门冬**去心，汤浸壹宿[1]，焙干　**鹿茸**肆两，切作片子，酥炙黄　**鹿角胶**半斤，切成块，慢火用麦麸炒成珠子　**覆盆子**去枝杖，净者秤贰两，火焙干　**肉苁蓉**酒浸，贰两半，细切，火焙干　**五味子**去枝梗，净者秤贰两半，火焙干　**天麻**贰两半，细切，火焙干　**黄耆**陆两，蜜涂炙黄色，单碾细，取粉肆两，入众药　**山茱萸**贰两半，细切，火焙干　**干山药**贰两半，细切，火焙干　**秦艽**去芦头，壹两半，细切，火焙干　**人参**去芦头，贰两半，细切，火焙干　**槟榔**贰两，湿纸裹，慢火内煨熟，去纸，细切　**沉香**壹两，细剉，末，入众药末　**麝香**半两，别研细，入众药

　　右件同一处为细末，后入麝香拌匀，醇酒一半，白蜜一半，煮面糊为圆如梧桐子大，文武火焙干，候冷，于磁器内收贮，不得犯铁器。每服伍拾圆，加至陆拾、柒拾圆，空心温米饮下。

　　书中的药物经常通过不同的炮制方法，使功效得到更加合理的应用或毒性得到更为有效的控制。如赚气圆，主治小儿腹胀如鼓，气急满闷。方用萝卜子、木香组成。其中，萝卜子用巴豆一分拍破，同炒黑色，去巴豆不用，只用萝卜子，以增强萝卜子消积除胀之力，又不至于像直接使用巴豆那样下泄作用猛烈。

　　如《类证普济本事方》在卷前专设《治药制度总例》一篇，记载了多种常用药物的炮制方法。如：

　　菟丝子：酒浸，曝，焙干，用纸条子同碾，即便为末。

　　半夏：沸汤浸，至温洗去滑，换汤洗七遍，薄切，焙。

　　乳香：挂窗孔中风干，研，或用人指甲研，或以乳钵坐水盆中研。

　　天雄、附子：灰火炮裂，去皮、脐用。

　　4. 方剂都比较简单实用　虽然这些方书也有炮制讲究的大方、复方，但更有大量简单易行的小方、单方。如郭坦的《十便良方》在每一病类之下，还有一种特有的分类，即分作三种：单方、简要方、群方。郭氏最为重视的是单方，其次为简要方，最后才是群方。其书明确

---

[1] 去心汤浸壹宿：原作"汤浸去心壹宿"，据本书其他方剂麦门冬炮制法乙正。

规定:"自一件至两件谓之'单方',居前;自三件至五件谓之'简要方',居中;自六件至十件或十一二件谓之'群方',居后。"也就是说,这三种方根据药物数加以区分,越是简单的方,越是放在最前面,以便采纳运用。

这些方书中常常会附出治疗验案来验证方子的效应。如《类证普济本事方》中记载了拒风丹,由川芎、防风、天麻、甘草、细辛、荜茇六味药组成,"治一切风"。方后许氏记录了两个医案,他回忆了丧母之痛,并与一位宗人得治进行对照,以说明此方的作用与效应。

世言气中者,虽不见于方书,然暴喜伤阳,暴怒伤阴,忧愁不意,气多厥逆,往往多得此疾。便觉涎潮昏塞,牙关紧急。若概作中风候,用药非止不相当,多致杀人。元祐庚午母氏亲遭此祸,至今饮恨。母氏平时食素,气血羸弱,因先子捐馆忧恼,忽一日气厥,牙噤涎潮。有一里医便作中风,以大通圆三粒下之。大下数行,一夕而去。予常痛恨,每见此症,急化苏合香圆四五粒,灌之便醒,然后随其虚实寒热而调治之,无不愈者。《经》云:无故而喑,脉不至,不治自已。谓气暴逆也,气复则已。审如是,虽不服药亦可。范子默记崇宁中,凡两中风,始则口眼㖞斜,次则涎潮闭塞,左右共灸十二穴,得气通。十二穴者,谓听会、颊车、地仓、百会、肩髃、曲池、风市、足三里、绝骨、发际、大椎、风池也。依而用之,无不立效。

元符中,一宗人得疾,逾年不差。谒医于王思和绎。思和具脉状,云:病因惊恐,肝藏为邪,邪来乘阳明之经,即胃是也。邪盛不畏胜我者,又来乘肺,肺缘久病气弱全无德,受肝凌侮。其病时复头眩,瘾疹搐掣,心胞伏涎。久之,则害脾气。要当平肝气使归经,则脾不受克。脾为中州土,主四肢一体之事,脾气正则土生金,金旺则肺安矣。今疾欲作时,觉气上冲者,是肝侮肺,肺不受侮,故有此上冲。肝胜则复受金克,故搐搦也。以热药治之,则风愈甚;以冷药治之,则气已虚。肺属金,金为清化,便觉藏府不调,今用中和温药,抑肝补脾,渐可安愈。今心忪,非心忪也,胃之大络,名曰建里,络胸鬲及两乳间,虚而有痰则动。更须时发一阵热者,是其候也。服下三方,一月而愈。

5. 具有重要的文献价值,记载了稀有的宋代文献资料,更为宝贵的是还存有现今已佚的医书　本套丛书所收方书的文献价值,首先在这些方书本身具有不可替代的特点,它们一经问世,便受到重视。例如明代官编的大型方书《普济方》,就十分重视引用《十便良方》。《普济方》中明确标注"出《十便良方》"的方子,达386处之多。如果现代未能将这些方书流传下来,将是一个极大的遗憾。

当然,它们的文献价值还不仅仅限于方书本身,非常值得注意的是,这些医方书的资料来源。例如《十便良方》郭氏在卷前的"新编古今方论总目"中,列举了该书引用的66种书名。虽然,这些引书并不意味着是作者亲见之书,有的书可能转引他书而来(如《外台秘要》《证类本草》等)。但也有该书所载的宋代医书不见于古今书目所载。例如《琴心居士方》、江阳《卫生方》、胡氏《总效方》、《郭氏家藏方》等。其中《郭氏家藏方》有可能是作者自家的藏方。因此,该书对考察宋代医药文献也具有一定价值。

《黎居士简易方论》也记载了多种已佚医书的佚文。如:临安府推官章谥《养生必用方》(或称《养生方》《必用方》)、霍喆夫(定斋)《类证治百病方》(或称《治百病方》)、南宋张松《究原方》、余纲《选奇方》(《前集》10卷,《后集》10卷。今残存《后集》4卷,《前集》早佚)、《资寿方》等都是现今已不能见到原书的医方书。

三、金末赵大中《风科集验名方》的相关说明

《风科集验名方》是国内失传的精品中医方书,为专科疾病的专门著作。今唯有元刊本存于日本静嘉堂。书中存方1979首,版本精良,内容丰富。此书因是私家收藏,至今还从未允许影印出版过,故见到此书者亦甚少。经日本友人帮助,我们递交专门申请,始得准予校点出版的机会。该书资料极为丰富,很受学界重视。

1. 此书版本稀见,流传极为不易　《风科集验名方》现唯有元刊本存于日本静嘉堂。自1306年该书首刻之后,未再见有翻刻本,故此

书传世极少，现在更是孤本仅存。此书传世可谓是一波三折。最早由金国北京太医赵大中奉敕编修。但因遇上"金乱"，也就是金国遭到蒙古、南宋联合进攻之时（1234年），赵大中怀着书稿，逃遁于吴山。当时儒医赵子中传习赵大中之书，却未能让该书得以运用与传播。

  1236年，道士赵素在荆湖间（今湖南、湖北等地）得到了该书，并把它带到了蒙元所辖的恒山（在今河北曲阳西北）。赵素，字才卿，号心庵，河中（今山西永济一带）人。家世业儒，而通于岐黄之学。赵氏为全真教道士，云游天下30多年，通晓各地不同民族的医药知识。丙午年（1246），蒙古特赐皇极道院给赵素，并赐号"虚白处士"。赵素不仅有很高的儒学素养，也精通医学，因此在蒙元初期道教兴盛之时，他很受朝廷的恩宠。虽然此如，他也未能将此顺利付梓。赵素晚年之时，将他的两本书授予从小追随他学医的湖广官医提举刘君卿。其中有医书《风科集验名方》。身为湖广官医提举的刘君卿，很想刊刻其师所传的两本书。为此，他在元贞丙申年（1296）到左斗元所住的沙羡（今湖北武昌一带）寓舍，向他出示了赵素的《风科集验名方》，请左氏帮助校雠。左氏慧眼识珠，在他的努力下，终于使此书刊刻行世。

  2. 此书汇聚了金元数位著名医家的经验精华 《风科集验名方》的原作者是金末北京赵大中，他是一位医学造诣颇高、深得皇家信任的太医。此书的质量很高，曾被覃怀儒医赵子中作为教科书传习。传到元代博学多才的赵素手中，他经常运用其中的知识治疗各种风疾，并将耳闻目见、得效取验的治风医方，补入《风科集验名方》，分作十集。今该书所载的"赵虚白论"，即赵素补缀的个人论说。赵素晚年将《风科集验名方》交给学生湖广官医提举刘君卿。刘氏医术高明，也得益于他研习试用此书。刘氏为了完成老师出版此书的愿望，将此书交到左斗元手里。左氏精通医学文献，长于医书校雠与编纂。他花了两年的功夫，取《素问》《灵枢》《难经》《中藏经》《诸病源候论》《千金方》《外台秘要》《太平圣惠方》《和剂局方》《三因方》《医说》等书，以及南北经验名方，并《说文》等字书，逐一参订。正伪补脱，削复改错，增补阙疑。他使原本单纯的医方书，一变而为理论、医方俱富。此外，他又把"古今圣贤名医治风药品、治理制度、动风食忌"三个主题的资料编辑成书，列于书前。左氏于大德二年戊戌（1298）完成了该书。

3. 此书同时还具有重要的文献意义 该书最后集成于元大德间，是时因长期南北隔绝，金元与南宋医学交流尚不普遍。但该书除引用宋以前诸名著之外，还首次大量记载了金元、南宋的主要著作。金元医家主要收录了刘守真《宣明论》《病机保命集》、张元素《儒门事亲》等，南宋医家则有陈无择、陈自明、王硕肤、许叔微、郭稽中以及医书《究原方》等。此外还集录了刘元宾《神巧万全方》、杨氏《拯济方论》、《本草图经》、《医林方选》，以及寇宗奭、庞安常等名家的有关论说。有些引用的人名少为人知，如水月子、药隐老人等。书中还有少数赵素（虚白）补入的条文，每多治疗经验之谈。

该书为专科疾病的专门著作，对了解我国古代对风科疾病的认识和治疗经验具有重要的意义。此外，由于该书引用了众多元以前医书资料，因此，对研究宋金元医学发展，乃至辑佚古医书，具有较高的文献价值。

四、明代徐春甫《医学指南捷径六书》的相关说明

为什么要在具有九种宋金方书的丛书中加入一种明代方书？这是考虑到此书的价值及集成完本之不易。

1. 此书有较高的学术价值 《医学指南捷径六书》（简称《捷径六书》）的作者徐春甫，乃明代著名医家。他在京师担任太医院吏目，是我国最早的医学学术团体组织者与发起人，他编纂了对后世很有影响的《古今医统大全》《捷径六书》等医书，在学术上有很深的造诣。不仅如此，徐春甫还是一个胸襟宽阔、格局很大的人。作为方书来看，其《捷径六书》最有价值的两种是《二十四方》与《评秘济世三十六方》（简称《三十六方》）。

《二十四方》是徐春甫授徒所用。据其弟子江腾蛟跋中说："医方之浩繁，而用之者苦无要……如涉海无津。于是徐老师出所集《二十四方》以示小子，受而细阅之，何其简易，详而且明，诚为医家之纲领也。"所谓"二十四方"并不是24首方剂，而是指24类治法的代表方。所以该子书在初刻本中又有"医家关键二十四方治法捷径"之名。这24类方法名目为：宣剂、通剂、补剂、泻剂、轻剂、重剂、滑剂、涩剂、燥剂、湿剂、调剂、和剂、解剂、利剂、寒剂、温剂、暑剂、火剂、平剂、夺剂、安剂、缓剂、淡剂、清剂。每类之下，又出一个或数个药方，详述每方的功效、主治、方组、服法、加减。各方内容齐备，提纲挈领，以少胜多，非常适合临床使用。为了方便记忆与使用，徐氏又专门编撰了"二十四剂药方歌括"，再用歌括的形式归纳上述的内容，以便初学者能很快入门。

《三十六方》是徐春甫个人用方最为珍秘的一部分内容。在封建社会中，秘方往往是取效、致富的捷径。徐氏讲述了两个靠秘方发财的例子。如黄连紫金膏：

京师吴柳泉者，制黄连紫金膏一药，点热眼极有效。海内寓京师者，无不求赎，日获数金，辄成富室。盖方药贵精不贵多，从可知矣。

但徐"每厚赂求之"则并非为了发财，而是"用梓以公天下"。他认为"医不必禁秘，但能体仁。精制一方，名出便可。救贫于世世，胜如积金以遗子孙，而亦不必以多方为贵"。此外，徐氏的观点是用药贵简而有效："药味简而取效愈速，药品多则气味不纯，鲜有效验。"

《三十六方》收方36首，另有补遗经验方4首，合计40方。据保元堂本、金鉴本的眉批，40方可分为如下几类：徐氏自家效方（眉批作"保元堂方"，计有10首）、诸家名方（计有18首）、秘传方（计有5首）、经验方（计有5首）、未明来源方（计有2首）。各方均详细介绍方剂组成、制备及服用法，并加以评论。最后是一张药店仿单，上书"新安徐氏保元堂"某某方，后列主治、服法用量等。与一般药店的药目相比，这部分内容最有特色的是评论。这些仿单说明，《三十六方》乃徐氏自家药店出售药品的处方。

《二十四方》和《三十六方》是徐氏成名及得利的重要内容，是徐氏育人与为医的看家本领，本是非常私密的，徐春甫却将之公之于世，因此倍显难能可贵。

2. 此书版本杂出，散在各地，收集相对完善的全本非常不易　现今国内外所存的《捷径六书》版本总共有以下几种：① 日本大阪府立图书馆藏本《医学指南捷径六书》（以下简称"指南本"），共4册，6卷，每卷为一种子书，按"阴阳风雨晦明"为序，计有：《内经正脉》《雷公四要纲领发微》《病机药性歌赋》《诸证要方歌括》《二十四方》《评秘济生三十六方》，凡六种。《（大阪府立图书馆藏）石崎文库目录》著录该书为"明万历二四年跋刊本"。该本印刷质量不高，漫漶缺脱处甚多。为寻求对校本，笔者访察了至今所能见到的我国国内各种明刻残本及抄本，订正补充了指南本之不足，同时也调查清楚了该书的版本源流与传承关系。② 北京中医药大学藏本2册，残存卷三至卷六（共4卷）。经核对，该本与日本大阪所藏乃同一版木所印。卷六之末有"万历丁酉岁季秋月书林刘双松氏重梓"记载，因此可以断定指南本乃书林刘双松重刻于万历二十五年丁酉（1597）。该本字画清晰美观，当为刘双松重刻本的初刊本。该本可以弥补指南本后4卷漫漶缺脱之处。③ 中国医学科学院藏清抄本，残存卷五、卷六。其末亦有"万历丁酉岁季秋月书林刘双松氏重梓"，故来源同上。④ 江西中医学院（今江西中医药大学）藏清抄本，残存卷一、卷二。书名《医学指南捷径六书》，故亦属指南本系统。⑤ 安徽省图书馆（721）藏有两种名称不同的明刻本残本。其一，安徽省图书馆藏的明刻《医学入门捷径六书》，2册。该本仅存子书2种（每种订为1册），蠹残较多。上册之首有"万历丙戌（1586）"徐春甫的"《医学捷径六书·二十四方》序"，序后有"祁门徐氏保元堂刊"牌记（以下简称"保元堂本"），可见该本乃是徐春甫的家刻本。下册卷首残，从内容来看，乃是子书《评秘济生三十六方》。其二：安徽省图书馆藏的《医学未然金鉴》（以下简称"金鉴本"），1册。该书内容就是《医学捷径六书》中的《二十四方》与《评秘济世三十六方》两种子书。各子书之首无卷次序号，但依次标以"晦集""明集"。该本版式与保元堂相同，刻工亦同，而"未然金鉴"四字及校定人署名等明显系剜补。⑥长春中医药大学图书馆藏《古今医学捷要六书》（又称《医学捷要六书》，此后简称"捷要本"）6 卷，该本的版式、纸张等均属明刻本。经仔细比对，其全书基本特点同于刘双松本，如卷次、卷名、各卷首责任者署名均相同，可见是以彼本为底本。此本字体娟秀，字迹清晰，只是错字、脱字较多。6 个版本大约可区分为保元堂本、金鉴本、指南本、捷要本四个版本系统。

收集此书现存而散在于国内外的 6 个图书馆的全部 7 个版本，虽然花费的精力与财力甚大，但能将明代名医徐春甫的代表作之一整理出一个相对精善的本子以飨读者，以免别的学者耗时费力重走我们艰难的访书之路。对此，我们甚感欣慰。

五、关于本套丛书的编写及校释的相关说明

本套丛书各部子书，均包括以下内容，书名、作者、校释者、校点说明、前言、各书原序言、目录、正文等。其中校点说明，除第一条简要说明各子书版本之外，其他各条均为全套丛书统一规范。前言则详细介绍各子底本的版本及流存情况，作者及成书情况、本子书的内容与特色，以及相关本子书的校释说明。

本次校点所用各书，若有不同版本存世，则经过比较，选择最佳版本作为底本。其他版本则作为校本。若属存世孤本，没有其他版本可资对校，凡遇疑误之处，多处采用他校的方法。如追踪其书所引原书，或比较同期其他方书同名同组方，或比较后世所引其书之引文，等等，尽量给出脚注，为读者提供参考。

另外，若原书的目录与正文有差异，如方名不同，一般根据正文修改目录。若正文方名有明显错误，则据目录修改正文。如目录中有标题，而正文没有的内容，将目录标题删除。凡修改处，一律加脚注予以说明。

张志斌　郑金生
2024 年 2 月

前　言

《续易简方论》由南宋施发编纂，6卷，成书于南宋淳祐三年（1243）。现存最早的校本为日本天明三年（1783）抄，多纪元简手跋本，藏于日本国立公文书馆内阁文库。今以从日本复制回归的此本影印本为底本。以《三因极一病证方论》《百一选方》《易简方》等，以及其他的宋元明医方作为校本，予以校释。书后附出南宋王硕《易简方》、南宋卢祖常《续易简方论后集》，以供参考。

一、作者与成书

此书作者施发，字政卿，永嘉（今属浙江温州）人。其寓室名"桂堂"，故人称"施桂堂"。自幼有志于医，故常医儒并攻。年将五十，乃弃儒而专心于医。取医经及诸家医书，参考互观，求其明白易晓，用之有验者，分门纂类，撰成《察病指南》（1241）。又于南宋淳祐三年（1243）编纂《续易简方论》。两书今均存世。

施氏编纂《续易简方论》的宗旨，可见于其书卷一首页施发小引。曰："王德肤作《易简方》，大概多选于《三因》而附以他方增损之。今世士夫孰不爱重，皆以治病捷要，无逾此书。但其间有失点勘，未免大醇而小疵，予与德肤蚤岁有半面之好，非敢求多之也。特以人命所关，不容缄嘿！于是表而出之，予岂好辨哉！"

书末，施发又云："王氏此方，名曰《易简》，士大夫往往以便于观览，故多用之。然其于虚实冷热之证，无所区别，谓之为简，无乃太简乎？"可见王硕（德肤）《易简方》约撰于13世纪初，以其简要风行一时后，因其书过简，缺于辨证用药，且"有失点勘"，故施发为之撰此续论。

二、《续易简方论》的现存版本

该书见于明《文渊阁书目》《菉竹堂书目》著录。清代仅清末《万卷堂书目》等极少数书目记载，可见至清代该书已流传甚少。至今，国内外此书的原刻本已无留存，惟日本尚存此书后期日本抄本或刻本。近现代中国少数图书馆藏该书，亦均为回传中国之日本刊本或抄本。据《中医图书联合目录·宋金元方书》载，国内存两个版本：其一为日本"文政十年（1827）刊本（附《续易简方论后集》五卷附录一卷卢常祖续）"，藏南京图书馆；其二为"日本皮纸抄本"，藏中医研究院（今中国中医科学院）图书馆[1]。薛清禄主编《中国中医古籍总目》亦载国内存两个版本：其一为"日本文政十年丁亥（1827）松屏舍刻本（附《续易简方论后集》五卷附录一卷）"，藏南京图书馆、上海中医学院（今上海中医药大学）图书馆（残）；其二为"日本抄本"，藏中国中医科学院图书馆[2]。李鸿涛主编《中国中医古籍总目》载国内藏唯一个版本："日本文政十年丁亥（1827）松屏舍刻本（附《续易简方论后集》五卷附录一卷），藏南京图书馆、上海中医学院图书馆（残四卷），以及台北故宫博物院。"[3]

以上三个书目均没有提到，我们课题组复制回归的现存此书最早的版本，即藏于日本国立公文书馆内阁文库的日本天明三年（1783）抄，多纪元简手跋本。此本三册，书号305-31。抄本高23.4厘米，宽15.2厘米。每半叶10行，行16字。无边框行格。首为雨岩老人序，无撰序年。次为目录，次为正文。卷一之首行题书名"续易简方论"及卷次。次行有施发小引。书末有宋淳祐癸卯（1243）施发自跋。最末有抄者、校者、识者署名："天明癸卯六月念，出羽　潮越　佐藤长纯钞/八月

---

[1] 中华人民共和国卫生部中医研究院、北京图书馆：《中医图书联合目录》，北京图书馆，1961：第140页。
[2] 薛清禄：《中国中医古籍总目》，上海辞书出版社，2007：第269页。
[3] 李鸿涛：《中国中医古籍总目》，中医古籍出版社，2023：第186页。

念四日　与山子恭校正/丹波简识。"此段明确了该抄本抄成于天明三年（1783）。该书序页有藏书印六枚为："广寿院架藏记""多纪氏藏书印""江户医学藏书之记""图书局文库""日本政府图书""内阁文库。"前三印表明该书原藏宽政三年（1791）江户幕府官办医学馆，该馆前身为多纪氏跻寿馆，曾更名广寿院，故多纪家藏书亦藏此馆。后三印乃明治间该书先后转藏图书局文库、内阁文库时所钤。

该书前之雨岩老人序，日本冈西为人据其内容，谓此序"盖为虞本即虞仲祉《易简续论》而作者，不知何以载于施书之首耶？"[1]

三、《续易简方论》的内容与特色

此书卷一之首行题书名"续易简方论"及卷次，次行有施发小引。书末有宋淳祐癸卯（1243）自跋。其书名为《续易简方论》，的确是有方有论。既是为王硕《易简方》"有失点勘"及"于虚实冷热之证无所区别"而"表而出之"，故全书结构仿照《易简方》，不分门类，径列王氏所论之四十方，即"增损饮子治法三十首"与"市肆丸药治法"十首，逐方予以辨析辨证用药，分别评述各方所论所用之宜与失。且附168个有名备选之方，对各方之适应证解说甚明。此外，还对王氏原方做出多种加减变化，以区别应对各种虚实冷热之证。

（一）辨析相对公允，褒优评失，言语平和

此书之初衷虽为《易简方》"有失点勘"及"于虚实冷热之证无所区别"而"表而出之"，然于王氏所论得当之处，仍不失褒扬。卷三"论四七汤"条云：四七汤，"即《三因》大七气汤，《金匮要略》半夏厚朴汤。其治七气，最为有准"。而"王氏云，以此下白圆子，可治小便白浊，似觉有理。然二药乃治气理痰之剂，未闻有疗便浊之功"。好像又有可疑。但是"及观古方云，心肾不交，而成此疾，则知王氏之言为可用"。既然此方未闻有疗便浊之功，又为什么可用呢？施氏继而评论说："大抵便浊有二证，皆肾气寒之所致。有因忧思过度，气郁生

---

[1] 冈西为人：《宋以前医籍考》，郭秀梅整理，学苑出版社，2010：第750页.

涎，涎闭心经，火不下达，故肾水寒而便浊也；有因饮食减少，脾气虚弱，脾土不能制肾水，故肾水盛而愈寒，则便浊也……四七汤、白圆子，能利其痰涎，痰利则心火下降，肾水不至于寒，便浊当自止。"指出这就是王硕高出众人之处。

又如卷一"论小柴胡汤"，先评于王氏所用有宜之处。云："王氏首云，治伤寒瘟病，身热恶风，头项强急，胸满胁痛，烦渴呕哕，小便不利，大便秘硬。此大肠经伤寒不解，转入少阳，未可吐下，其脉浮而弦数者，可以此治之。"再论王氏所论有失之处。云："又伤寒有劳复、食复二证，此可以治劳复。王氏谓，食复难以治疗，未为通论。"然后针对伤寒食复，生姜泻心汤、枳实栀子汤加入大黄补出两个方子。

上述论王氏用方之宜，云"可以此治之"，评王氏论证之失，云"未为通论"。言语平和，就事论事，不急不躁，令人信服。

（二）补方既简且全，药味不多，主治明确

因王硕《易简方》，"谓之为简，无乃太简"。因此常有以一方以求一概应付虚实寒热的复杂，施氏则不厌其烦，逐一补出。并坚持"易简"之原则，补出的方大多药味不多，主治明确。

如卷三"论四兽饮"，施氏批评说：此方"王氏云，治五脏气虚，喜怒不节，劳逸兼并，致阴阳相胜，结聚涎饮，与卫气相搏，发为疟疾，悉能主之。意以为无痰不成疟，此一偏之论"。他引用《素问·疟论篇》的理论，认为"伤于风寒暑湿，邪气与卫气相搏，故成疟疾"。《素问·刺疟篇》，分十二经之疟。而当时的方论所载，亦并非一一均言其有痰。他指出："有寒疟、温疟、瘅疟、湿疟、风疟、牝疟、疫疟、鬼疟、瘴疟、食疟、痰疟、劳疟、老疟、脾寒等证，治之各有方。"并于此后，补出22个治疟方，即对以上各疟逐一给出治疗方剂。此外，还提出服用治疟药的注意事项，"服药可于未发前，连进数服。正发时不可与之，恐伤胃气。"

又如卷四"论断下汤"。施氏针对王硕欲以一方"无问长幼"，概治下痢赤白，提出批评："王氏云，治下痢赤白，无问长幼并可服

之……之人服之，其祸立至。缘此物性冷紧涩，极能内绝胃气，易令人呕……外此岂无他剂哉？"进一步指出："况痢疾古方，总谓之滞下，然实非一端，不可谬于施治。有赤痢、白痢、赤白痢、热毒痢、风痢、湿痢、脓血痢、酒痢、积痢、噤口痢、气痢、水痢、水谷痢、恶痢、暑痢、瘴痢、疟痢、劳痢、蛊痢、疳痢、休息痢之不同。"并于此下，补出了33个治痢方以分别治之。方子均药味很少，以单方或三两味药为主。

（三）或有智者之失，评论欠当

智者千虑，或有一失。施氏偶然也有评论不确之处。如卷六"论如圣饼子"，施氏评论说：此方"《局方》治气厥，上盛下虚，痰饮风寒伏留阳经，偏正头疼，痛连脑巅，吐逆恶心，目瞑耳聋，常服清头目，消风化痰，暖胃，每服五饼。同荆芥细嚼，茶酒任下，乃不言饼之大小。王氏易以姜汤下二十饼，亦不言其大小如何……使服者无准"。并提出，"若自修制可圆如樱桃大，然后捻饼，每用十饼，服之方应"。实际上，此方见于《和剂局方》卷三《治一切气》方后制药法云："汤浸蒸饼和丸如鸡头大，捻作饼子曝干，每服五饼。"而《易简方》此方出《增损饮子治法三十方》，方后制药法云："汤浸蒸饼和圆如鸡头大，捻作饼子晒干，每服二十饼。"二者均有云"丸之大小"，亦即饼之大小。或许只是此"鸡头"非彼"鸡头"，《局方》服五饼者，或如动物之鸡头，《易简方》服二十饼者，乃指植物之芡实子。施氏云上二书均"不言大小"，实为失察。

此书一出，影响很大，书中所增添的方子，被广泛引用。但关于此书，历史上反对的声音也不少。如宋代杨仕瀛《仁斋直指方》卷一《总论》云："近世之士，类以《春秋》之法绳之……曰《续易简论》，借古人之盛名以自伸其臆说。"实际上，心平气和的学术讨论，各抒己见，未尝不可。

四、关于《易简方》与《续易简方论后集》

（一）关于《易简方》

《易简方》不分卷，其编纂者是南宋王硕。王硕，字德肤，处州府永嘉（今浙江省永嘉县）人。生卒年代不详。但据《处州府志》记载"硕为陈言之徒"，又据《续易简方论》卷一开卷云："予与德肤盖岁有半面之好。"陈言约出生于北宋宣和三年（1121），卒于南宋绍熙元年（1190）；而施发《续易简方论》成于南宋淳祐三年（1243）。则王硕的生活年代，当略晚于陈言，而与施发基本同时。

终王硕一生，《易简方》是唯一的传世之作。书前虽有"㕮咀生药料三十品性治"论述常用的30味药，然此书的主体是40个方子，即"增损饮子药"三十首与"市肆圆子药"十首，后世所评所论亦都是针对此40个方子。所载方剂大多可以制成散剂或丸剂，便于储存及传播。每方后附有详细的中药炮制与成药制作及保存方法，并给出多种不同情况的加减使用。其方往往有明确的主治病证，并主张以一方主治男女老幼，虚实阴阳，及无论新久。所以，的确非常"易简"。其书一经面世后，便广为流传，产生了很大的影响。据《中国医籍考》卷四十八《方论二十六》"王氏（硕）易简方"条引刘辰翁《须溪记钞济庵记》曰："自易简方行，而四大方废。下至《三因》《百一》诸藏方废，至《局方》亦废。亦犹《中庸》《大学》显，而诸传义废，至《诗》《书》《易》《春秋》俱废。故《易简方》者，近世名医之薮也；四书者，吾儒之易简方也。"杨士瀛《仁斋直指方》卷一《总论》曰："《易简方论》，前后活人，不知其几。近世之士，类以《春秋》之法绳之……余谓《易简方论》，后学指南，四时治要。议论似之，自有人心权度存焉耳。"当然，成也易简，败也易简。受到后世各种诟病的，也正是其过于易简。

本次校释以日本宽延元年（1748）望三英的重刻宋四明杨氏本（简称"宽延本"）为底本；以日本天保四年（1833）刻本，井上廷明等四位日本汉方医家手校旁批（简称"天保本"）为校本。

（二）关于《续易简方论后集》

《续易简方论后集》五卷，纂次者是南宋卢祖常，原名当为《易简方纠缪》。丹波氏推测：乃"后人与施氏书合梓，因改旧目，加以'后

'集'二字者欤。"卢祖常，号砥镜老人，永嘉（今浙江温州）人。少婴异疾，常求治于医，故喜好论医。其书卷一开篇第一个方论"论养胃汤"中即云："此汤非古书所有，乃吾乡良医陈无择先生有所悟而述。"陈无择，即王硕之师陈言，青田（今属浙江，与永嘉相邻）良医，卢氏与"先生每一会面必相加重议，以两仪之间，四序之内，气运变迁，客主更胜，兴患多端，探赜奠至。"陈言也有时会"忽访"卢宅。可见，此卢祖常亦为同时代人，且亦为当地有威望的名医，辈份当高于王硕。

故卢氏批驳王硕《易简方》与孙志宁《增修易简方》毫不留情，言此二书一无是处。仅"养胃汤"一方，就能被数出三误解、犯三失、违四难，以致四误人。丹波元简在《中国医籍考》卷四十八《方论二十六》"卢氏（祖常）《续易简方论》"条按云："是书于王氏并志宁二家，逐件纠剔，不遗余力，毒骂之甚。"纵观卢氏其书，的确如此，毒骂比比可见，甚至不惜在开篇第一论中对王氏进行人身攻击。"论养胃汤"中云："硕既为先生门人，亦须薄知一二，却乃不载颠末，反效师巫仵子，诳世愚民，不问风寒二证例，令盖故絮，啜热汤，白劫其汗，借养胃汤为汗剂，以显其功，术亦谬矣。是以《易简》行之未几，硕家至无噍类，报应之速如此哉。"以全家无有活人如此恶毒的语言写入学术之书，无乃有些气急败坏，太失医者及长者风度。

本次校释以日本回归之日本国立公文书馆内阁文库藏江户时期抄本为底本。此本首为"《续易简方论后集》目录"，署为"永嘉砥镜老人卢祖常纂次"。次为正文，每卷之首题署为"《续易简方论后集》卷之某/永嘉砥镜老人卢祖常纂次"。书末载卢祖常"后序"，序后有手书"辛酉秋八月念日读了。元简"。另以《三因极一病证方论》《百一选方》《易简方》及其他的元明医方作为校本。

五、关于本次校释的说明

既然国内从1961年到2023年的中医书目均未及现存最早的《续易简方论》校本［日本天明三年（1783）抄，多纪元简手校本］，我们今以从日本复制回归的此本影印本为底本进行点校，并予以必要的注释，以飨读者。

关于本次校释的方法，详见"校释说明"。这里要说明的是，为什么此书要附出《易简方》与《续易简方后集》。诚如上述，《续易简方论》完全是针对《易简方》而作，全部引出后书的四十方作为标题。然而在其论中，则并不列出《易简方》原方的组成及制服法，所以，如果不知道《易简方》原书原貌，则无法精确理解《续易简方论》。

而《续易简方论后集》，乍一看，肯定会以为此书乃续《续易简方论》而作，或辨其优劣，或补其不足。实际则不然。无论其体例与内容均只字未提《续易简方论》，但这也是一部评议《易简方》并补出部分方剂的同类书。至于为何用了这样一个书名？据《中国医籍考》卷四十八《方论二十六》"卢氏（祖常）《续易简方》条"[1]按云："非为续述者，而其名书，似不可解。考《澹寮方》引是书，作《易简方纠缪》。始知后序所谓，'请以纠缪参之'之语，盖指其所著。顷读亡名氏《撮坏集·医书部》，有《易简方纠缪》。想后人与施氏书合梓，因改旧目，加以'后集'二字者欤。"收入此书，可以进一步对照参看，《续易简方论》的评价是否相对公允，补方是否既简且全。

另外，还需要予以说明的是：附书之《易简方》之附方原注，原以大字用引号表示，不符合现代出物的标点规范，且很不醒目，今均按注文的规范格式，改用小字。附书之《续易简方论后集》之处方排列比较乱，方名与方组均以同样字形排列在行文中，亦不醒目，今按方剂的排列规格处理。

张志斌

2025 年 1 月

---

[1] 丹波元简编，《中国医籍考》，人民卫生出版社，1956：第 618 页。

校释说明

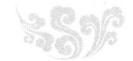

一、《续易简方论》6卷，为南宋医家施发所撰。现存最早的校本为日本天明三年（1783）抄，多纪元简手跋本，藏于日本国立公文书馆内阁文库。今以从日本复制回归的此本影印本为底本，以及其他的宋元明医方作为校本，予以校释。《易简方》与《续易简方论后集》采用底本情况已于"前言"中详述，此处不再赘述。

二、本书采用横排、简体，现代标点。简体字以2013年版《通用规范汉字表》为准（该字表中如无此字，则按原书）。原书竖排时显示文字位置的"右""左"等字样一律保持原字，不作改动。原底本中的双行小字，今统一改为单行小字。

三、底本原有目录，如部分目录与正文标题不相符，一般按正文修改目录，并出注说明。在必要的情况下，也可能按目录补充修改正文。

四、注意忠实于原文，尽量保持古籍原貌，正确处理保持古貌与现代出版物的某些规定（如简化字、异体字、通行名等）的关系。对原著内容不删节、不改编。原书内容观点错误，不属校勘范围。若底本引用前人之文，虽有化裁，但文理通顺，意义无大变者，不改不注。若引文改变原意，除非能认定是本书流传中所致文字讹误，否则均仍存其旧，酌加校记。

五、底本与校本文字有出入时，底本有误，他本及他书不误者，改字并出校记；对异文是非难断，且有一定参考价值时，出校记，不改文；若无甚参考意义，可不出校记。底本不误，校本误，不改亦不出校记。

六、原书的古今字、通假字，一般不加改动，以存原貌。底本的异体字、俗写字，或笔画有差错残缺，或明显笔误，均径改作正字，一般不出注，或于首见处出注。某些古籍中常见的极易混淆的形似字，如已己巳、太大、芩苓、沙砂等，径改不注。而在某些人名、书名、方药、病证名中，间有采用异体字者，则需酌情核定。

七、该书误名、不规范名中，以药名最为多见。本次校释，以改正误名为主（首见出注），如防丰（风）[1]、石羔（膏）、黄耆（芪）、白芨（及）、白藓（鲜）、黄莲（连）、牡砺（蛎）、紫苑（菀）、连乔（翘）、槟郎（槟榔）等。或有当今已从俗多用，或属通假字、古今字，或古代药物别名等的药名，则网开一面，不多作统一，如芒消（硝）、栝楼（瓜蒌）等，悉按原书等。

八、除药名之外，书中的其他用字，修改情况如下：其一，数量词。原书的药物剂量有采中文数字"壹、贰、叁……"者，此属宋、明时人为防范剂量错误而特地使用的文字，今不予修改。他处采用一般中文数字"一、二、三……"也不予修改，均保持原样。其二，部分术语。如表示丸剂可能有"圆""元""丸"三种情况，如以一种为主，其他都很少，则按绝大多数予以统一；若不同情况均有，难以取舍，则各按原书。又如"藏府"与"脏腑"也同样处理。

九、凡属难字、异读字，以及少量冷僻的字词、稀见药名、人名书名简称、疑难术语、药物来源等，酌情加以注释。原稿漫漶不清、脱漏之文字，若能通过各种校勘方法得以解决，则加注说明。若难以考出，用方框"□"表示，首次出注，后同不另加注。

十、凡底本中的序、跋、后记等全部保留。体例保留原来的顺序，一般为序文在前，目录随后。若个别特殊情况，亦不予变动。

十一、原书某些大块文字的篇节，不便阅读理解，今酌情予以分段。某些特殊标记，亦酌情用简便易读的方式予以替换。

---

[1] 注：括号中为正字。

总目录

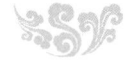

续易简方论 …………………………………………… 1

附：

易简方 ………………………………………………… 75
续易简方论后集 ……………………………………… 143

方名索引 ……………………………………………… 212

精·选·海·外·珍·稀·中·医·方·书·十·种·校·释

续易简方论

[宋] 施 发 编纂

张志斌 于大猛 校释

序

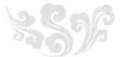

　　予非明医者,予弟正道以虞仲祉刊《易简续论》示予,俾题其首。披卷一阅,其所攻旧方之短,可为王氏忠臣。盖无不中其肯綮。况德肤晚年亦自更定者不一。则此固不嫌于辩论也。但所附诸方,有非世人所熟用者。得是书而用之,非识脉明证不可。然有《易简方》者,不可无此。以相参错,则此书当易售而盛[1]行。

雨岩老人书

---

[1] 盛:原作"感"。多纪元简注出"盛"字,并云"'感'恐咸若几误"。

《续易简方论》目录

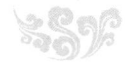

卷 第 一[1]

- 论三生饮 ···································· 14
  - 稀涎散 ···································· 15
  - 小续命汤 ·································· 15
- 论姜附汤 ···································· 15
  - 姜附汤 ···································· 16
- 论附子汤 ···································· 16
- 论生料五积散 ································ 16
  - 人参汤 ···································· 17
  - 桂心牡蛎汤 ································ 17
  - 阳旦汤 ···································· 17
  - 竹叶防风汤 ································ 17
  - 柴胡汤 ···································· 18
  - 黑神散 ···································· 18
  - 大调经散 ·································· 18
  - 石子汤 ···································· 18
  - 人参鳖甲散 ································ 18

---

[1] 卷第一：原作"第一卷"，据正文调改。后同不注。

论养胃汤 19
论参苏饮 19
    矾石圆 20
    竹茹汤 20
论小柴胡汤 20
    生姜泻心汤 21
    枳实栀子汤 21
论真武汤 21
论四逆汤 22
    四逆散 22
论温胆汤 23
    妙香散 23
    人参竹叶汤 23

卷 第 二

论增损缩脾饮 24
    藿香正气散 24
    香薷散 24
论芎辛汤 25
    玉真圆 26
    天南星圆 26
    白附子散 26
    备急圆 26
    乳附全蝎散 26
    连须葱白汤 26
    葛根葱白汤 26
论渗湿汤 27
    七味除湿汤 27

论降气汤 27
    俞山人降气汤 28
    木瓜茱萸汤 28
    又方 28
论杏子汤 29
    五嗽圆[1] 29
    小青龙汤 29
    白散子 30
    人参饮子 30
    大阿胶圆 30
    藕豆散 30
    理中汤 30
    黄芪散 31
    莲心散[2] 31
论理中汤 31
    四顺理中圆 31
    顺味圆 31
    温中汤 32
论建中汤 32
    良姜散 32
    和气饮[3] 33
    桂香圆 33
    大承气汤 33
    救生丹 33
    枳壳散 33
    保安圆 34

---

[1]圆：原作"汤"，据正文改。
[2]散：原作"汤"，据正文改。
[3]饮：原作"散"，据正文改。

集效圆 …………………………………… 34

牡丹圆 …………………………………… 34

断弓弦散 ………………………………… 34

论四君子汤 ………………………………… 34

十珍散 …………………………………… 35

卷 第 三

论平胃散 …………………………………… 36

余知府平胃散 …………………………… 36

天下受拜平胃散 ………………………… 37

调脾散 …………………………………… 38

论二陈汤 …………………………………… 38

论四七汤 …………………………………… 38

分清散 …………………………………… 39

厚朴煎圆 ………………………………… 39

莹泉散 …………………………………… 39

秘精圆 …………………………………… 40

清心圆 …………………………………… 40

金锁丹 …………………………………… 40

锁精丹 …………………………………… 40

猪苓圆 …………………………………… 40

论四兽饮[1] ………………………………… 41

吴茱萸散 ………………………………… 42

白虎加桂汤 ……………………………… 42

麻黄羌活散 ……………………………… 42

小柴胡汤 ………………………………… 42

---

[1]饮：原作"汤"，据正文改。

大柴胡汤 ……………………………………… 43

　　术附汤 …………………………………………… 43

　　桂姜汤 …………………………………………… 43

　　十枣散 …………………………………………… 43

　　五积交加散 ……………………………………… 43

　　辟邪丹 …………………………………………… 44

　　大效人参散 ……………………………………… 44

　　大正气散 ………………………………………… 44

　　五苓散 …………………………………………… 44

　　清脾汤 …………………………………………… 44

　　半夏汤 …………………………………………… 45

　　立效散 …………………………………………… 45

　　大柴胡鳖甲散 …………………………………… 45

　　老疟饮 …………………………………………… 45

　　草果饮 …………………………………………… 45

　　常山饮 …………………………………………… 46

　　二姜散 …………………………………………… 46

　　朴附汤 …………………………………………… 46

卷第四

论断下汤 …………………………………………… 47

　　驻车圆 …………………………………………… 48

　　黄连圆 …………………………………………… 48

　　桃花圆 …………………………………………… 48

　　朴附圆 …………………………………………… 49

　　三和汤 …………………………………………… 49

　　姜茶散 …………………………………………… 49

　　曲蘖圆 …………………………………………… 49

敛红圆 …… 49

地榆散 …… 49

黄连阿胶圆 …… 49

宿露汤 …… 50

附子当归圆 …… 50

养脏汤 …… 50

大香连圆 …… 50

橡斗子散 …… 50

苦散子 …… 51

万应圆 …… 51

油调散 …… 51

仓廪汤 …… 51

石莲散 …… 51

巴石圆 …… 51

诃梨勒圆 …… 52

朴连汤 …… 52

圣枣子 …… 52

六和汤 …… 52

酒连圆 …… 52

楮叶散 …… 52

朱粉丹 …… 53

莨菪圆 …… 53

柏连散 …… 53

薤白饼 …… 53

姜茶圆 …… 53

变通圆 …… 53

论胃风汤 …… 54

地仙散 …… 54

柴胡散 …… 54

稻根汤 ·················· 54
论芎归汤 ·················· 55
　　清魂散 ·················· 55
论枳壳汤 ·················· 55
　　益黄散 ·················· 56

卷 第 五

论增损四物汤 ·················· 57
　　四物汤 ·················· 57
论逍遥散 ·················· 57
　　加减十宝汤 ·················· 58
　　通经圆 ·················· 58
　　秦桂圆 ·················· 58
论惺惺饮 ·················· 58
　　消积圆 ·················· 59
　　白饼子 ·················· 59
　　化毒汤 ·················· 60
　　犀角地黄汤 ·················· 60
　　活血散 ·················· 60
　　人齿散 ·················· 60
　　紫草汤 ·················· 60
　　消毒饮 ·················· 60
　　龙蜕饼 ·················· 60
　　决明散 ·················· 60
　　紫贝散 ·················· 61
论白术散 ·················· 61
　　大青膏 ·················· 62

观音救命散 ……………………………………… 62
戊己圆 …………………………………………… 62
人参汤 …………………………………………… 62
参苏饮子 ………………………………………… 63
史君子圆 ………………………………………… 63
六神散 …………………………………………… 63
镇[1]心圆 ………………………………………… 63
辰砂圆 …………………………………………… 63
抱龙圆 …………………………………………… 63
利惊圆 …………………………………………… 64
人参散 …………………………………………… 64
南附汤 …………………………………………… 64
丁附汤 …………………………………………… 64
二神丹 …………………………………………… 64
芎活汤 …………………………………………… 65
蝎附散 …………………………………………… 65

卷 第 六

论养正丹 ………………………………………… 66
论来复丹 ………………………………………… 66
论震灵丹 ………………………………………… 67
论苏合香圆 ……………………………………… 68
论感应圆 ………………………………………… 68
论消[2]暑圆 ……………………………………… 69
　黄龙圆 ………………………………………… 69

---

[1]镇：原作"锁"，据正文改。
[2]消：原作"清"，据正文改。

龙须散 …………………………………… 69
论红圆子 ………………………………………… 69
　　八味竹茹汤 ………………………………… 70
　　人参散 ……………………………………… 70
论青州白圆子 …………………………………… 70
　　玉液圆 ……………………………………… 71
　　金珠化痰圆 ………………………………… 71
论如圣饼子 ……………………………………… 71
　　木香橘皮圆 ………………………………… 72
　　白龙圆 ……………………………………… 72
论大已寒圆 ……………………………………… 72
　　附子理中圆 ………………………………… 72

施跋 ……………………………………………… 74

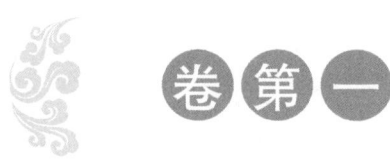

卷第一

王德肤[1]作《易简方》，大概多选于《三因》而附以他方增损之。今世士夫孰不爱重，皆以治病捷要，无逾此书。但其间有失点勘，未免大醇而小疵。予与德肤蚤[2]岁有半面之好[3]，非敢求多之也。特以人命所关，不容缄嚜[4]！于是表而出之，予岂好辨哉！

永嘉　施发　政卿　撰

论[5]三生饮[6]

王氏云：治卒中，昏不知人，痰气上壅，咽喉作声，无问外感风寒，内伤喜怒，或六脉沉伏或指下浮盛，并宜服之。其误后学多矣！殊不知中风、中寒、中湿、中气，与夫六脉沉伏者，固可随证增损用之。若指下浮盛，其脉必浮而洪数。此挟热中风之候，乌可投以乌、附大热之剂？如或用此，是以火益火耳。须先以稀涎散微微去其涎，俟其稍苏；然后以加减小续命汤发散之，斯为得矣。今之为医者，所习多易简，凡见中者，不辨其冷热，遂投三生饮。三生未效，易以三建汤。三

---

[1] 王德肤：即王硕，南宋医家，著《易简方》。
[2] 蚤：通"早"。《论衡·问孔》："颜渊蚤死。"
[3] 半面之好：据《后汉书·应奉传》，东汉应奉记忆力极强，曾有一车匠在门内露出半边脸看他，十多年后，应奉在路上竟能认出此人。后用为初识或仅见过一面之意。
[4] 嚜：音mò，同"默"。
[5] 论：原脱，据目录补。此下"三生饮"是对此方的评论，而非关于上方的组成、剂量、煎服法等一般情况的介绍，故补出"论"字。后同此者，径补不注。
[6] 三生饮：本书未出此方，此方见于王硕《易简方》。由附子、天南星、木香、乌头四味药组成，治中风，昏不知人事。此后所有的"论××方"者亦均如此，均可见于《易简方》，可查考本书后附书《易简方》，恕不另注。

建复然，其技止于重丹而已。欲侥幸万一之中，而有时足以害人。皆王氏启之也。更有中暑一证，亦使人噎闷，昏不知人，其脉则虚弱而微迟，或者不审，以三生饮治之，祸不旋踵，可不谨诸！

稀涎散 治中风，忽然若醉，形体[1]昏闷，四肢不收，风涎潮上，膈闭不通，宜用救急。

猪牙皂角 四条，肥实不蛀者，去黑皮　白矾 光明者，一两

右为细末。轻者半钱，重者三字。以温水调灌下，不至大呕吐。但微微出冷涎一二升。便得惺惺[2]，次缓而调治，不可便大投，亦恐过投伤人。

小续命汤 治卒暴中风，不省人事，渐觉半身不遂，口眼㖞斜，手足战掉，语言謇涩，肢体麻痹，神情昏乱，头目眩重，痰涎并多，筋脉拘挛，不能屈伸，骨节烦疼，不得转侧。及治诸风，服之皆验治。脚气缓弱，久服得差。久病风人，每遇天色阴晦，节后变更，宜预服之，以防瘖痱[3]。

麻黄 去节，汤　人参　黄芩　白芍药　芎䓖　甘草 炙　杏仁 去皮、尖，炒黄　防风 去芦头，一两半　防己[4]　桂 去粗皮。各一两　附子 炮，去皮、脐，半两

右剉散。每服四钱，水一盏半，生姜五片，枣子一枚，同煎至八分，去滓温服，不拘时候。有热者，桂枝、麻黄各用半两，黄芩加作二两，去附子不用。

论姜附汤

《千金方》治卒中风，痰壅盛，生姜捌两，附子减半，并用生者。自陈氏[5]有中寒晕倒方，用炮熟姜、附等分，王氏因之改干姜为生者，

---

[1] 体：原作"軆"，同"体"。
[2] 惺惺：原指聪明机灵，此处指清醒。
[3] 瘖痱：同"喑哑"。
[4] 防己：原在"附子"之前，多纪元简注云"防己、防风位错"。今据前移。
[5] 陈氏：指宋代医家陈言，著《三因极一病证方论》。其书卷二《中风治法》载"干姜附子汤"，用炮干姜、炮附子。

附子用熟者。然既知其未稳当，从古方可也。乃持两端以尝试，未为切当。其云，治中寒口噤与阴证伤寒，下利不渴，手足逆冷，小便反利，汗出过多，脉微欲绝。此将脱之证，兼服炮姜、炮附亦未为过。今中寒晕倒、口吐涎沫而遂服熟附，焉知寒邪不因补而愈盛耶！当先以生姜、附与之，或未效，徐投以半熟者，人或虚甚，然后以熟姜未晚也。是虽陈氏不审之故，而王氏不能发明之，安得不任其咎！

姜附汤 治卒中风，痰壅盛。

生姜二两，洗净，切片　附子生，去皮、脐，一两，切片

右分为二服，每服水二大盏，煎至七分，去滓，温服不拘时候，二滓并煎。忌猪肉、冷水。

论附子汤

治风寒湿合痹，骨节疼痛固然。其中芍药一味，独不利于失血虚寒之人，服之反足增剧。古人云"减芍药以避中寒"，诚不诬也。此方所以用芍药者，以其能去风止痛耳。然既有官桂，减之亦无害。不然，以独活代之。独活可以疗风寒所击，手足挛痛。如此则无问失血之人，凡有是病者，皆可服矣。

论生料五积散

王氏云：可以治妇人经候不调，产妇催生，及胎死腹中，产后发热，或往来寒热，不问感冒风寒、恶露为患，均可治疗。何不量虚实之甚也！夫治产前产后之病，自是不同。产前气血充实，如疏利发散之剂，因其所感而用之，但不致于妨胎足矣。产后气血虚损，当以滋养为本。或感冒，或恶露，而发散疏利之剂未免于用，亦须且战且守。而去其太甚者，以防其损不足也。今欲以麻黄之药，施于产后之病，岂所宜哉？产后亡血，每至汗多，及复以麻黄而发其汗，则必有郁冒之患。况

产后发热，与往来寒热非一种，当随其证而治之可也。

血虚而发热者，人参汤、逍遥散主之。

头疼而发热者，阳旦汤、竹叶防风汤主之。

往来寒热，恶露不止者，柴胡汤主之。

败血不散，乍寒乍热者，黑神散、大调经散主之。

虚羸喘乏，寒热如疟，头痛自汗，咳嗽痰逆，此名蓐劳，石子汤、人参鳖甲散主之。

寻常感冒，恶寒发热，可于生料五积散中，去麻黄，名和气饮治之。

人参汤 治产后诸虚不足，发热盗汗。

川当归去头、尾　人参去芦

右等分，为细末。先以猪腰一只，去脂膜，切作小片，用水三升，糯米半合，葱白两条，煮米熟。取清汁一盏，药末二钱，煎至八分，温服，不计时。

桂心牡蛎汤 治产后头疼，身体发热，及腹内急疼痛。

桂心叁两　白芍药　干地黄　牡蛎各伍两　黄芩贰两

右剉散。每服五钱，水一盏半，煎至一盏，去滓，温服[1]。

阳旦汤 治产后伤风，十数日不解，头微痛，恶寒，时时有热，心下坚，干呕，汗出。

桂枝去粗[2]皮　白芍药各叁两　甘草贰两　黄芩壹两

右剉散。每服五钱，水一盏半，生姜五片，枣子二枚，煎至一盏，去滓，温服。须更啜稀粥一盏。以助药力，温覆令一时许，遍身絷絷微似有汗者佳。此即桂枝汤加黄芩。江淮间唯冬及春可行桂枝，春末至夏至已前可服此。

竹叶防风汤 治产后伤风，发热面赤，喘而头疼者。

---

[1] 温服：原作"头疼食"，多纪元简注曰"'头疼食'三字《活人》作'温服'二字"。桂心牡蛎汤见于宋朱肱《类证活人书》卷十九，确如此，据改。

[2] 粗：原作"麄"，同"粗"。

竹叶半握　葛根壹两半　防风去芦　桔梗去芦　桂枝去皮　人参去芦[1]　甘草炙。各半两

右剉散,每服四钱,水一盏半,生姜三片,枣子一枚,煎至八分,去滓,温服取汗。如颈项强,加熟附壹钱；呕者,加熟半夏壹钱,同煎。

柴胡汤　治产后往来寒热,恶露不止。

柴胡去芦　生姜洗净。各捌两　川当归去芦　赤芍药　黄芪蜜炙。各叁两　桃仁去皮、尖,伍拾个　吴茱萸肆两　牡丹皮叁两

右剉散。每服四钱,水一盏半,煎至八分,去滓,食前温服。二滓并煎,日进数服为佳。

黑神散　治败血不散,乍寒乍热。

桂心厚者　当归头一节,硬实者　赤芍药　甘草炙　生干地黄　干姜炮。各壹两　熟附半两　黑豆炒,去皮,二两

右细末。每服二钱,空心、食前,温酒调下。

大调经散　治产后血虚,恶露未消,气为败浊凝滞,荣卫不调,阴阳相乘,憎寒发热,或自汗,或肿满,皆气血未平之所为。

大豆炒,去皮,壹两　茯神壹两　真琥珀壹钱

右细末。浓煎乌豆、紫苏汤,调下。

石子汤　治产理不顺,疲极筋力,忧劳心虑,致虚羸喘乏,寒热如疟,头痛自汗,肢体倦怠,咳嗽痰逆,腹中绞刺,名曰蓐劳。

猪肾壹对,去脂膜四破,无则以羊肾代之　香豉　葱白　粳米　当归　芍药各贰两

右剉散。分为两剂,每一剂用水三升,煮取一小碗[2],去滓,分三服,任意服。

人参鳖甲散　治妇人产后蓐劳,皆由产内未满百日,体中虚损,血

---

[1] 桔梗去芦桂枝去皮人参去芦:原脱,据多纪元简注补出。"竹叶防风汤"见于《类证活人书》卷十九,确有此三味。

[2] 碗:原作"椀",同"碗"。

气尚弱，失于将理，或劳动所伤，致成此疾。其状虚乏，乍起乍卧，饮食不消，时有咳嗽，头目昏痛，发歇不常，夜有盗汗，寒热如疟，背膊拘急，沉困在床。服此大效。

人参　桂心　当归　桃仁去皮、尖，麸炒　熟地黄洗　桑寄生　白茯苓　白芍药　麦门冬去心　甘草炙。各半两　鳖甲洗净，醋炙　黄芪各壹两　牛膝叁分　续断壹分

右为末。每服先用猪腰子一对，去筋膜，先以水二大盏，生姜半分，枣子三枚，煎至一盏，去腰子、姜、枣，然后下药末三钱，入葱白三寸，乌梅一个，荆芥穗五七茎，同煎至七分。去滓，空心、晚食前温服。

论养胃汤

人皆知可以治感冒伤寒，而不知其最能治痰饮呕逆，及霍乱吐泻也。大抵此药性温，若憎寒壮热，小便多赤涩，茯苓当用赤者，缘白者补而赤者利也。不可不知。

论参苏饮

王氏云：可以治痰饮发热。殊不知有可以用此，有不可以用此者，难以一概言也。如饮酒过多，渴而饮水，积成痰饮，致阴阳否膈，身体发热，此名热痰。用此治之则宜。或自腰已上发热，热极则汗，汗已则凉，移时如故。复加昏冒、腹中膨脝，其气上攻，时时咳嗽，引胁下牵痛，睡中惊悸，其脉弦紧。带痰者，此名寒饮，宜矾石圆温利之。非参苏饮所能治也。

又云：大治中脘痞满，呕逆恶心，开胃进食，无以逾此。然呕逆恶心，有寒热二证，胃热者可用此。如未效则与竹茹汤。胃寒者，当以二陈汤或理中汤加半夏、丁香主之。岂可例用前胡、干葛辈哉？欲知胃

热，手足心皆热者是。

矾石圆　治外寒客搏，内冷相合，气收液聚，化而成饮。因服热药，自腰已上复增客热，散而为汗，亡阳内虚，睡中惊悸，服此温利。

矾石□[1]一宿，贰两　旋覆花　桂去粗皮　枳实去穰，麸炒　人参各伍分　干姜　芍药　白术各壹两半　茯苓　乌头炮，去皮　细辛去苗　大黄湿纸裹，煨　厚朴去皮，姜制　吴茱萸炒　芫花炒　橘皮各壹两　甘遂炒，壹分

右为末，炼蜜丸如梧子大。饮下五丸，未知渐加。

竹茹汤　治胃热呕吐。

干葛三两　半夏三分，姜汁半盏，浆水一升，同煮至一半　甘草三分

右剉散。每服五钱，水二盏，生姜三片，竹茹一弹子大，枣一枚，同煎至一盏，去滓温服。

论小柴胡汤

一名黄龙汤，本少阳经伤寒一解表药耳。所主者，胸胁痛，耳聋，口苦舌干，往来寒热而呕，其脉浮而弦细。今王氏首云，治伤寒瘟病，身热恶风，头项强急，胸满胁痛，烦渴呕哕，小便不利，大便秘硬[2]。此大肠经伤寒不解，转入少阳，未可吐下，其脉浮而弦数者，可以此治之。然亦非正所主也。此药《伤寒论》虽主数十证，大要五证，用之得当。一者，身热，心中逆，或呕吐者，可服。若因渴饮水而呕者，不可服。身体不温热者，不可服。二者，寒热往来者，可服。三者，发潮热者，可服。四者，心烦胁下满，或渴或不渴，皆可服。五者，伤寒差后，更发热者，可服。此五证，但有一证便可服，服之必差。若有三两证以上，更得当也。兼此药非惟可以治伤风寒，常时热

---

[1]　□：原为一字阙。据明代《普济方》（四库本）卷二百五十五引《续易简方》"矾石丸"作"煅"，供参考。

[2]　硬：原作"鞕"，同"硬"。

咳，上壅痰实，与夫疟疾寒少而热多，及中暑毒而成痢者，服之尤效。又伤寒有劳复、食复二证，此可以治劳复。王氏谓，食复难以治疗，未为通论。生姜泻心汤、枳实栀子汤加入大黄，皆治食复之要剂，可选而用之。

生姜泻心汤　治大病新瘥，脾胃尚弱，谷气未复，强食过多，停积不化，心下痞硬，干噫食臭，胁下有水，腹中雷鸣，下利发热，名曰食复，大宜服之。

黄芩　甘草炙　人参各一两半　半夏洗，一两一分　干姜　黄连各半两

右剉散。每服五钱，水一盏半，生姜七片，枣子二枚，煎至一盏，去滓温服。

枳实栀子汤　治大病瘥后劳复。

枳实一个，麸炒　肥栀子三枚半　豉一两半

右剉散。以清浆水二盏半，空煮退八分，纳枳实、栀子，煎取九分，下豉再煎五六沸。去滓温服，覆令汗出。若有宿食，纳大黄如博[1]棋子五六枚，同煎。

论[2]真武汤

按《活人书》云：太阳病发汗，汗出不解，其人仍发热，心下悸，头眩，身𥆧动，振振欲擗地者，真武汤主之。少阴病二三日不已，至四五日，腹痛小便不利，四肢沉重疼痛，自下利者，此为水气。其人或利，或小便利，或不利，或呕者，真武汤主之。由是而观，则知此药不独能治太阳病，而少阴病亦治之也。王氏因其水气之说，乃云此由渴后饮水，停留中脘所致。即此以明心悸、头晕、身热、𥆧动等证，意以为皆少阴病。而不知此证乃太阳伤风，合行桂枝，误作伤寒，医治用麻黄

---

[1]博：通"搏"。《关尹子·二柱》，"两精相博而神应之"。
[2]论：原脱，据目录补。后同此不注。

以发汗，汗出过多，亡阳发热而致此。不应泛引痰饮之证为伤寒之证，谬矣！然其加减，虽本于《活人书》，而附子一节，较之孙氏《秘宝》[1]则互相矛盾，使后学无所适从。《活人书》云：呕者去附子，加生姜三片。夫生姜呕家圣药，治呕用此固宜。如寒呕则附子不当去。《秘宝》云：不下利，去附子，加生姜，合前作半斤。使果不下利，附子去亦无害。既不言治呕，则增生姜何义？王氏于此独加生姜，而不去附子。生姜固治呕矣，而附子尚存，以之治寒呕则可。若热而呕者，岂不败乃事哉！三家皆说未尽，当作不下利而呕者，去附子加生姜。如此方可以贯三家之说也。

论四逆汤

此救里之剂也。治少阴伤寒，膈上停饮，干呕，及吐利汗出，小便复利，发热恶寒，四肢拘急，手足厥冷，脉微欲绝；或下利清谷，表热里寒，脉浮而迟者；太阴病脏寒自利不渴，厥阴病大汗出，热不去，内拘急，四肢疼，又下利厥逆而恶寒者；与夫伤寒病本在表，医反下之，续下利不止，虽觉头痛体疼，表证悉具，未可攻表。宜先服此，以助阳救里，次服桂枝汤以解表。此方陈氏误将小便复利为不利，王氏因其不利之言，复改为或涩。又自疑其言之未稳，再有或利之说以侥幸其一中。然证之未明，何以施治？使小便而果涩，岂姜附之药所可疗？不知少阴病自有小便不利一证，乃用四逆散加茯苓治之。初非四逆汤也。著书立言而不审若此，何以垂后世哉！

四逆散 治少阴病四逆，其人或咳，或悸，或小便不利，或腹中痛，或泄利下重者。

甘草　枳实_{去瓤，麸炒}　柴胡　芍药_{各一两}

---

[1] 孙氏秘宝：当指宋代孙尚（用和）编《传家秘宝方》。《宋史·艺文志》《通志·艺文略》等书目均有著录，已佚。后仅存日本影宋抄本之残本，名为《传家秘宝脉证口诀并方》。

右细末。米饮调下二钱，日三服。咳者，加五味子、干姜各半两；下利、悸者，加桂半两；小便不利者，加赤茯苓半两；腹中痛者，加熟附四钱。泄利下重，先浓煎薤白汤，纳药末三钱，再煮一二沸，温服。

论温胆汤

有二方，俱载于《三因》，一方见肝胆虚实寒热门，此方见于虚烦门。且云：治大病后，虚烦不得眠，此胆寒故也。兼治惊悸。然既以胆寒欲温之，不应复用竹茹性寒之药。按本草，竹茹微寒，主噎膈呕哕，温气寒热，吐血，崩中，止肺痿鼻衄，及五痔。初未尝治胆寒虚烦不得眠也。先辈制方，命名殊未可晓。王氏推广《三因》，惊悸之证以为心惊胆摄，气郁生涎，涎与气搏，亦生诸证。此方既有茯苓以止惊悸，又有枳实、橘红以理气，半夏以治痰，当去竹茹，加炒熟酸枣仁一两。不然则《局方》妙香散极佳。如虚烦而发热者，却用人参竹叶汤。

妙香散　治男子妇人心气不足，志意不定，惊悸恐怖，悲忧惨慼，虚烦少睡，喜怒不常，夜多盗汗，饮食无味，头目昏眩，常服补益气血，安神镇心。

白茯苓　茯神去皮、木　薯蓣姜汁炙　远志去心，炒　黄芪各一两　人参　桔梗　甘草炙。各半两　木香煨，二钱半　辰砂三钱，别研　麝香一钱，别研

右细末。每服二钱，温酒下。

人参竹叶汤　治汗下后，表里虚烦，不可攻者。孙氏《秘宝》名竹叶汤，《活人书》名竹叶石膏汤，治伤寒解后，虚羸少气，呕逆欲吐，此出《三因方》。三方分两不同。

竹叶两把　人参　甘草炙。各二两　半夏二两半，洗　麦门冬去心　石膏各五两

右剉散。每服四大钱，水一盏半，生姜五片，粳米一撮，煎米熟。去滓，食前服。

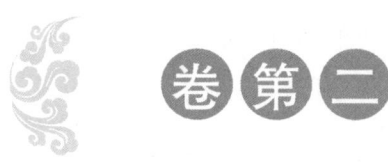

论增损缩脾饮

大治脾胃虚弱伤暑者。此药有草果、宿砂以守胃气，乌梅、甘草、干葛以解暑渴。但浸令极冷，恐非年高虚怯人所宜。只捣罗为末，以熟水调服，最为稳当。王氏言若因饮食生冷过多，致霍乱吐泻者，亦宜用此，未敢信然。因食生冷，而致霍乱，正当温其脾胃，不当复以干葛性冷之药与之。如藿香正气散加白术，极为切要。或盛暑中霍乱，却可投以浸冷香薷散。人或疑香薷散为冷药，非也。按本草，厚朴性温，香薷性极冷，藊豆性微温，况厚朴、藊豆俱以姜汁制之，此乃平剂。乌得为冷，而被之矢疑。

藿香正气散 治伤寒阴证，憎寒恶风，正气逐冷，胸膈噎塞，腹肋膨胀，心下坚痞，吐利呕逆，怠惰嗜卧，不思饮食。

半夏曲　厚朴制。各三两　藿香叶　陈皮各一两　甘草炙，七钱

右㕮散。每服四钱，水一盏半，生姜七片，枣子一枚，煎至七分。去滓，食前温服。霍乱吐泻，加白术三两。

香薷散 治脏腑冷热不调，饮食不节，或食腥脍生冷过度，或起居不节，或露卧湿地，或当风取凉。而风冷之气客于三焦，传于脾胃，脾胃得冷，不能消化水谷。致令正邪相干，肠胃虚弱。因饮食变乱于肠胃之间，便致吐利，心腹疼痛，霍乱气逆。有心痛而先吐者，有腹痛而先利者，有吐利俱发者，有发热、头痛、体疼而复吐利虚烦者，或但吐利，心腹刺痛者，或转筋拘急疼痛，或但呕而无物出，或四肢逆冷而脉欲绝，或烦闷昏塞而欲死者。此药悉能主之。

香薷去梗，五两　厚朴去皮，姜汁炙香　白藊豆姜汁制。各二两半

右剉散。每服三钱，水一盏，入酒一呷，同煎至七分。去滓，水中沉冷，连进二服，立有神效，不拘时候。

论芎辛汤

王氏即此与如圣饼子同治一切头疼。然头疼非一种，有风冷头疼，痰厥头疼，肾厥头疼，积滞头疼，气虚头疼，偏正头疼，嗅毒头疼，伤寒头疼，膈痰风厥头疼，更有夹脑风、洗头风。治之各有方。今欲以此药兼治之，凡有风寒痰饮则可。至若肾厥头疼，当服玉真圆；积滞头疼，当服备急圆；气虚头疼，则乳附全蝎散；嗅毒头疼，则食炒黑豆；伤寒头疼，则连须葱白汤、葛根葱白汤主之。不可以一律齐也。又欲以钟乳粉代石膏，殊未可晓。夫石膏性寒，能除时气身热头痛，《本经》即无坠痰饮之说。钟乳性温，主咳逆上气，此物初非疗头疼之剂。二者所治大不相侔，未审王氏何所见而及此意。其因苏恭注五石脂云：五石脂中，又有石膏，似骨如玉坚润，服之胜钟乳。便以钟乳与石膏性味主治相类。殊不知石膏之名虽同，其实则异，不可不为之辨。诸方言肾厥头疼，皆未详。而《巢氏病源》亦无此。独王子亨[1]云：若头痛，筋挛，骨重，少气，哕噫，咳嗽，烦冤，腹满，时惊，不嗜卧，其脉拳之则弦，按之石坚。由肾气不足而内著，其气逆而上行，名为肾厥，令服玉真圆。此言虽本于雷公、黄帝之问答，当时初不明言。夫头痛之证，至陈氏作《三因》，乃于此方易半夏以南星，谓之天南星圆。云治肾厥头疼不可忍者，亦未尝言肾厥之状。张茂之[2]作《究原方》，复于天南星圆云：治厥逆头痛及齿痛骨寒，因肾虚犯寒所致，并无筋挛骨重等证。及观子亨再出白附子散一证，云：治头痛连齿，时发时止，连年不已。此由风寒留于骨髓，髓者脑为主，脑逆故令头痛，而齿亦痛。此正

---

[1] 王子亨：宋代或宋以前医家，生平籍贯及学术活动不详，惟见宋代医书引用其医论。
[2] 张茂之：即宋代医家张松，字茂之。曾任饶州（今江西波阳）小官员，兼通医药，撰《究原方》5卷。原书佚。

《内经》之奇病，即张氏天南星圆所主之意。由是而论，则知肾主骨，而齿者骨之余。肾经虚而感寒，阴气上逆，贯肝入肺，而至于脑，与阳气相搏，故头痛，齿亦从而痛也。如此说方分晓。

玉真圆　治肾厥头疼。

石膏_{火煅通赤}　半夏_{汤洗七次}　硫黄_{研。各一两}　消石_{一分}

右为末，生姜汁煮糊丸如桐子大。姜汤下三十丸。

天南星圆　治肾厥头疼不可忍。

硫黄　石膏　天南星_炮　焰消_{各等分}

右为末，糊圆如梧子大。每服三十圆，空心、食前，温酒下。

白附子散　治脑逆头痛，齿亦痛。

麻黄_{不去节}　天南星_炮　乌头_{炮，去皮。各半两}　白附子_{炮，一两}　朱砂_研　麝香_研　干姜_{炮。各一分}　蝎_{五个，炒}

右为细末，酒调半钱。服讫去枕，卧少时。

备急圆　治积滞头痛。

大黄　干姜　巴豆_{去皮、心，出油}

右等分，为细末，炼蜜丸如豌豆大。米饮下一丸，羸人服半丸，绿豆大。以大便利为度。

乳附全蝎散　治气虚头疼。

大附子_{一个}　全蝎_{二个}　钟乳_{一分}

右将附子剜去心，入全蝎在内，以所剜附子末，同钟乳并面少许，水和裹，炮熟，以焦黄为度。都碾为末，葱茶调下一钱，或半钱。

连须葱白汤　治伤寒已发汗，或未发汗，头疼如破。

生姜_{二两}　连须葱白_{小切，半斤}

右以水二升，煮减半，去滓，分三服。服此汤不差者，服后汤。

葛根葱白汤　治头疼不止。

葛根　白芍药　知母_{各半两}　川芎　生姜_{各一两}　葱白_{一抱[1]}

---

[1] 一抱：宋代朱肱《类证活人书》卷十八同名方葱白同量为"一把"，义长。

右剉散。以水三升，煎取一升半。去滓，每服一汤盏。

论渗湿汤

王氏虽本于《三因》，以之治湿，不若七味除湿汤用药之善。而《百一选方[1]》加白术、附子、白茯苓者，亦不逮焉。夫去湿以术为主，古方及《本经》止言术，未尝有苍、白之分。自陶隐居言术有两种后，人以白者难得，故贵而用之。殊不知白术肉厚而味甘，甘入脾，能缓而养气，凡养气调中则相宜耳。苍术肉薄而味辛烈，辛烈走气而发外，凡于治风去湿则相宜耳。以此观之，则白术治湿不如苍术明矣。渗湿汤既用苍术，复用白术，功力不专。《百一选方》乃用白术，不用苍术，主治不切。况七味除湿汤用藿香、厚朴，最为有理。然虽不及姜附之烈，而健脾暖胃，使中州之土燥，则湿气不战而自屈。古人云：治湿不利小便，非其治也。利小便者在茯苓，诸方多用白者，岂知白者性补而赤者性利也。可易白者，以赤者为良。

七味除湿汤 治寒湿所伤，身重体痛，腠开汗出，大便溏泄，小便或涩或利，腰脚酸疼，腿膝浮肿，及胃寒呕逆，悉主之。

半夏曲　川朴姜制　苍术各一两　藿香叶　陈橘皮　茯苓各一两　甘草炙，七钱

右剉散。每服四钱，水一盏半，生姜七片，枣一枚，同煎至七分。去滓，食前温服。茯苓用赤者。

论降气汤

王氏云：专治脚气上攻，中满喘急，下元虚冷。然此方力轻，不如

---

[1] 百一选方：全名《是斋百一选方》，宋代王璆撰，20卷。

《局方》俞[1]山人降气汤为效速也。彼方加五加皮，可以治两脚弱痛，风湿虚痹；加附子，可以治风寒湿气腰脚冷痛；加干姜，可以治胸满上气，逐风湿痹。加羌活，疗风利五脏；加桔梗，疗奔促嗽逆；加黄芪，疗虚喘客热；加人参，止烦闷喘急。虽然附子当用生者，较之前方其功力岂不数倍哉！况脚气变证甚多，难以枚举。如入腹冲心，最为危急，不如木瓜茱萸汤之妙。

俞山人降气汤 治虚阳上攻，气不升降，上盛下虚，膈壅痰实，喘满，咽干不利，烦渴引饮，头目昏眩，腰脚无力，四肢倦怠，咳嗽。兼治风湿脚气。

紫苏子　前胡　厚朴_{姜汁制，炒}　甘草_炙　橘红　当归　半夏曲　桂心　五加皮_{姜汁涂，炙}　黄芪_{各一两}　人参　附子_炮　桔梗　羌活　干姜_{炮，各半两}

右剉散。每服三钱，水一盏半，入紫苏三叶，生姜三片，枣一枚，同煎至七分。去滓，食后服之。如脚气，则食前服。

木瓜茱萸汤 专治脚气入腹，困闷欲死，腹胀喘急。

木瓜_{大者，二枚}　吴茱萸_{五两，汤洗七次}

右用水四碗，煎至一碗。去滓，分两服，如人行十里久，再进一服。或汗，或吐，或泻，即瘥，不拘时候。

又方

木瓜干_{大片者}　槟榔_{各二两}　吴茱萸_{拣净一两，以水三两煮沸，取出，日干，炒令熟}

右剉散。每服四钱，水一盏半，煎至七分。去滓，通口服[2]，食前。

---

[1]俞：此前原衍"真"字，据目录删，与《局方》卷三"俞山人降气汤"合，亦与下文方名合。

[2]通口服：通，此处义为全；通口，即全口、满口；通口服，义指大口服药。一般药汁温度适宜，才能大口服，故又将这种温度，称为"通口"。如宋代吴彦夔《传信适用方》卷上"治产妇渴疾神效"方后服法云"候通口，饮之"。

论杏子汤

王氏云：治一切咳嗽。夫嗽非一种，有冷嗽、邪嗽、饮嗽、燥嗽、上气嗽，此五者皆由肺受风寒，气不宣通所致。欲从治之，则有《局方》五嗽圆。如欲专治寒嗽，则杏子汤亦可用。嗽久不已，小青龙汤主之。甚者，当服白散子。或肺经蕴热，或脾经热气冲肺，或气盛之人厚衣作壅，致肺系开风寒乘之而嗽者，以名寒热壅肺，当服人参饮子。嗽多，则加桑白皮；痰多，则加半夏曲。又有肺虚客热，咳嗽气急，咽干口燥，渴欲饮冷者，此名热嗽，宜与大阿胶圆。以上诸证，岂杏子汤所能尽治哉！王氏又云：虚劳咯血，此药亦可治。夫虚劳咯血，有数证，大概轻则咯血，重则吐血。有久嗽肺痿而咯血者，可服藕豆散。有中寒气虚，阴阳不相守，血乃妄行者，《经》所谓阳虚阴必走是也。咯血、吐血、衄血、便血，皆有此证，理中汤加官桂治之。人皆知此药能理中脘，不知其有分利阴阳，安定血脉之功也。有虚热而咯血者，当服黄芪散。有劳心而咯血者，莲心散主之。又岂杏子汤所能治哉！王氏轻于措辞而不知其失，良可惜夫！

五嗽圆 治五种咳嗽，一曰上气嗽，二曰饮嗽，三曰燥嗽，四曰冷嗽，五曰邪嗽，皆由肺受风寒，气不宣通所致。无问久新轻重，以至食饮不下，语声不出，坐卧不安，昼夜不止，面目浮肿，胸胁引痛，并宜服之。

皂荚去皮、子，炙黄　干姜炮　桂去粗皮。各二两

右为细末，炼蜜为丸梧子大。每服五十丸，食后温酒、米饮任下。

小青龙汤 治因形寒饮冷，内伤肺经，咳嗽喘急，呕吐涎沫，不得安卧。又治溢饮，身体疼重。及治伤寒表不解，心下有水气，干呕发热，咳嗽微喘。

麻黄去节　赤芍药　细辛　干姜　甘草炒　桂枝各三两　五味子二两　半夏汤洗七次，二两半

右剉散。每服四钱，水一盏半，煎至八分。去滓，食后温服。

白散子　治久年咳嗽不愈者。

附子一只，煨熟，新水浸一时久，去皮、脐，焙干

右为末。每服一钱，白沙蜜二钱，水一盏，煎至七分，通口服。

人参饮子　治寒热壅痰涎。

人参　桔梗　五味子　赤茯苓　白术各一两　枳壳麸炒　甘草炙。各半两

右剉散。每服四钱，水一盏半，姜五片，煎七分。去滓，空心、食前温服。如嗽多，加桑白皮一两；痰多，加半夏曲一两。凡寒暑之交，气盛人衣厚作壅，忽痰盛，微发热，此药最宜。若作感冒，发其汗，攻其邪，必成大病。此方佳处，乃在赤茯苓能导心热，枳壳能疏壅，故易作效。

大阿胶圆　治肺虚客热，咳嗽气急，胸中烦悸，肢体倦疼，咽干口燥，汤欲饮冷，多唾涎沫，或有鲜血，肌瘦发热，减食嗜卧。又治或因叫怒，或即房劳，肺胃致伤，吐血呕血，并宜服之。

阿胶炒　白茯苓　熟干地黄　五味子　山药各一两　贝母炒　丹参　百部　柏子仁　杜仲去粗皮，剉，炒　麦门冬去心　茯神去木。各半两　人参　防风去芦及叉枝　远志去心。各一分

右为末，炼蜜和丸，每一两作二十四丸。每服一丸，水一中盏，煎至六分。和滓温服，少少频呷，不拘时候。

藊豆散　治久嗽咯血，成肺痿，多吐白涎，胸膈满闷不食。

白扁豆　生姜各半两　枇杷叶去毛　半夏汤洗　人参　白术各一两　白茅根三分

右剉散。水三升，煎至一升。去滓，下槟榔末一钱，和匀，分四服，不拘时候。

理中汤　治中寒气虚，咯血，吐血。

人参　白术　干姜炮。各一两　官桂去粗皮　甘草炙。各半两

右剉散。每服四钱，水一盏半，煎八分。去滓，不以时服。如伤胃

吐血，只煮干姜甘草汤，饮之亦妙。

黄芪散 治心肺虚热，因嗽咯血成劳，眼睛疼，四肢倦，脚无力。

黄芪 白芍药 熟地黄 麦门冬去心 桔梗各半两 甘草一分

右剉散。每服四钱，水一盏半，姜三片，煎七分。去滓，温服，日三。

莲心散 治劳心咯血吐血。

莲子心七个 糯米二十一粒

右为末。酒调，食后服。

论理中汤

《局方》治疗甚详，大抵以温中去寒湿为主。如治霍乱，须加藿香叶、半夏曲可也。本方四味，各一两。西北之人所食甘淡，而脾胃强壮，有病宜依方制服。东南之人，所食咸酸，而脾胃脆弱，甘草减作三钱。妇人产后腹痛，于本方增甘草作一两半，炼蜜为圆，名四顺理中圆。亦治伤寒时气，里寒外热。加五味子、阿胶末等分，名顺味圆，治寒邪作嗽甚妙。老人吐泻不止，去甘草，加白茯苓一两，名温中汤，仍下来复丹。此药随证加减，所治甚众，故今人多用之。王氏乃云：一法治饮酒过多，及啖炙煿热食，发为鼻衄，于本方加川芎一两服之。不知内有干姜性大热，以热投热，岂不谬哉！

四顺理中圆 治新产气血俱伤，五脏暴虚，肢体瘦弱，少气多汗，才产直至百晬[1]。常服，蠲除余疾。

人参 干姜炮 白术各一两 甘草炙，一两半

右细末，炼蜜为圆如梧子大。每服二十圆，空心温酒下。

顺味圆 治寒邪作嗽。

---

[1] 百晬：即一百天。晬，音 zuì，古代指婴儿满一百天，或一周岁。百晬，即一百天；周晬，即一周岁。

人参　干姜　白术　甘草　五味子　阿胶各等分

右为细末，炼蜜为圆，每一两作八圆。每服一圆，细嚼，米饮咽下。

温中汤　治老人吐泻不止。

拣参　白术　白茯苓　干姜炮。各一两

右为细末。每服二钱，盐汤米饮调服，空心食前。盖干姜温中，茯苓利水，平三焦也。

论建中汤

治腹中切痛。然腹痛极多端，有冷痛、热痛、积痛、虫痛、血刺、客忤，当随证以治之。诊其关尺脉弦迟，按之便痛，重按不甚痛者，为冷气，可服良姜散、小建中汤。如其脉微而涩，肠鸣泄利而痛者，当于和气饮中加炒吴茱萸，仍下桂香圆。诊若关尺脉数紧，发热，小便赤而痛者，为热痛，可服小柴胡汤，去黄芩，加白芍为药。如其脉洪而实，大便不通而痛甚者，当以大承气汤下之而愈。若中虚气弱，饮食停积，重按愈痛而坚者，此为积痛，其脉必弦紧而滑，救生丹、枳壳散主之。或渴欲引饮，胸中痞塞，大便秘结，脉沉短而实者，宜且保安圆。若往来行痛，腹中烦热，口吐清水，脉紧实而滑者，蛔动也，宜服集效圆。妇人心腹疼痛，脉沉而结者，此血刺也，牡丹圆、《良方》断弓弦散主之。若心腹卒然而痛，其脉滑，或长短小大不齐者，此为客忤，可服苏合香圆、备急圆。以上腹痛，岂一药所能疗哉？王氏又谓，建中汤用药与桂枝汤同，但减芍药如官桂之数，如无汗不宜服。不知仲景桂枝汤，不用厚桂而用桂枝者，盖以桂枝薄而性紧，有轻利便捷之义，易于发散。如厚桂则性缓，重之以温中止痛为上。今建中汤合用厚桂，而白芍药倍之，虽无汗服之无虑也。

良姜散　治停寒积冷，心腹撮痛。

高良姜一斤，用好油熬熟，旋下，渫令赤色，用麸皮揎去油，细剉　甘草炙　丁香各三两　人参二两半　胡椒一两　荜拨半两右为细末，每服二钱，入盐少许，沸汤点服，食前。

和气饮　治腹痛肠鸣泄利。

苍术一两四钱　桔梗一两二钱　枳壳去瓤，麸炒　橘红各六钱　白芍药　白芷　川芎　当归　赤茯苓　桂去粗皮　半夏汤洗七次　甘草炙。各三钱　厚朴去粗皮，姜制　干姜各四钱　吴茱萸炒，半两

右剉散。每服四钱，水一盏半，生姜三片，煎至八分。去滓，食前通口服，二滓并煎。

桂香圆　原名豆附圆。治肠胃虚弱，由受风冷，水谷不化，泄泻注下，腹痛肠鸣，手足逆冷，服诸药不效者，此药主之。

附子炮，去皮、脐　白茯苓　肉豆蔻炮。各四两　丁香不见火，一两　木香不见火　肉桂去粗皮，不见火　干姜炒。各二两

右细末，姜汁面糊为丸如梧桐子大。每服五十圆至一百圆，生姜汤吞下，米饮亦得，空心食前。

大承气汤　治腹中满痛，大便不通。

厚朴去皮，姜汁炙，四两　芒消二两，如无以朴消代　枳实三枚，去瓤，炒　大黄二两，锦纹者，生用，酒洗

右剉散。每服五钱，水二盏，煎至一盏。去滓，入芒消，再煎一二沸，温服。以利为度，未利再服。

救生丹　消酒食，化滞气，宣利胸膈。

丁香　木香　肉桂各一分　白姜半两，烧存性　巴豆十五粒，去皮，用油煎令黑色为度　大甘草七钱，烧存性

右细末，酒糊为丸如绿豆大。每服七圆，茶、酒任下。

枳壳散　治五种积气，三焦痞塞，胸膈满闷，背膂引疼，心腹膨胀，胁肋刺痛，食饮不下，噎塞不通，呕吐痰逆，口苦吞酸，羸瘦少力，短气烦闷。常服顺气宽中，消痃癖积聚，散惊忧恚气。

枳壳　荆三棱　橘皮　益智仁　蓬莪茂　槟榔　肉桂各一两　干姜　厚朴　甘草炙　青皮　肉豆蔻面煨　木香煨。各半两

右细末。每服二钱，水一盏，生姜三片，枣一枚，同煎至七分。热

服，盐点亦得，不拘时候。

保安圆 治酒食所伤，积滞不化，或渴欲引饮，胸中痞塞，大便秘结，腹痛不可忍者。

巴豆半两，去皮、心后，一向研细，纸裹去油了，入众药内，同研　黄连去毛　青皮去白，剉　蓬莪茂　干姜炮。各一两

右为末，醋糊为圆如麻子大，朱砂为衣。每服七圆，食前，熟水下。霍乱吐泻，煨生姜汤下。小儿三圆。心气痛，醋汤下；白痢，干姜汤下；赤痢，甘草汤下。

集效圆 治因脏腑虚弱，或多食甘肥，致蛔[1]虫动作，心腹绞痛，发则肿聚，往来上下，痛有休止，腹中烦热，口吐涎沫，即是蛔咬，宜服此药。若积年不愈，服之亦愈。又治下部有虫，生痔痒痛。

大黄剉，一两半　鹤虱炒　芜荑炒　诃子煨，去核　附子炮，去皮、脐　干姜炮　木香　槟榔各七钱半

右细末，蜜圆如梧子大。每服三十圆，食前。橘皮汤下，妇人醋汤下。

牡丹圆 治[2]妇人月病，血刺疼痛，及寒疝心腹刺痛，休作无时。

川乌头炮令焦黑，去皮、尖　牡丹皮各四两　桃仁炒，去皮、尖　桂心各五两

右末，炼蜜圆梧子大。每服五十圆，醋汤下。寒疝，温酒下。

断弓弦散 一名失笑散。治妇人血刺心腹疼痛及小肠气痛。

五灵脂　蒲黄各等分

右二钱，先用酽醋一合，熬药成膏，以水一小盏，煎至七分，热服。

论四君子汤

虽病后平补良剂，然味甜颇不利于东南人。如用之当损甘草可也，又未若十珍散之妙。彼方加黄芪，可以补虚损，止盗汗；加山药，可以

---

[1] 蛔：原作"蚘"，同"蛔"。
[2] 治：原作"始"，据《太平圣惠方》卷七十一同名方改。

助五脏益气力；加藊豆，可以治脾胃虚弱，困倦少力，不思饮食；加宿砂，可以温脾胃、消宿食；加桔梗，可以补血气，除寒热，温中消痰；加五味子，可以补不足，养五脏，益精气。比之四君子汤，此为尤胜。若小儿病，以四君子汤随证增损，用之极验。

十珍散　治大病之后，气不复常，乏力短气，神情不乐，口舌无味。

拣参　白术　白茯苓　黄芪蜜炙　白藊豆姜制　山药各一两　宿砂仁　桔梗　五味子　甘草炙。各半两

右细末。每服三钱，水一盏，姜三片，枣一枚，煎至七分，食前服。

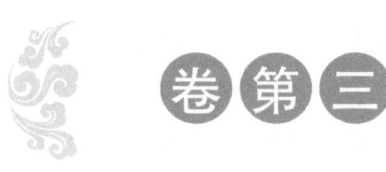

论平胃散

乃常服之剂，多是修制未工，则为效亦浅。余守光远，方制治极精，但费工力耳。而增加他药，治病甚众。陈总乡华父录经验方，以此药入姜、枣，煮透使滋味相和，与众不同。兼厚朴经煮去油者，又易料理，名为天下受拜平胃散，仓卒入盐点服，免再煎煮。如泄泻，每服三钱，生姜五片，乌梅二个，盐少许，水一盏半，煎八分服，其效如神。或依本方，甘草减半，名调脾散。凡脾胃少有不和，便可服之。

余知府平胃散 夫欲一身之安，在于调气进食而已。气不调，则百脉俱滞；食不进，则荣卫日衰。以致肢体倦怠，心腹膨胀，精神不佳，脏腑滑泄，恶闻食味，病皆由此二者。古方中，平胃散真妙剂。有治百病之功，世人特见其药材易得，名称陈熟，多不服饵。间有服者，又不得其修治之法。而药肆所合，尤为卤[1]莽，所以食之鲜效。今具别法，如后好事者，诸详试之，自见其功。日能进数服，一月之间，能尽药末一料，兼忌生冷则诸病自愈。不可轻忽，盖和合与常有异。

川厚朴去粗皮净，尽用绞刀剪作小块如豆大。每朴一两，用生姜二两研，去滓，取自然汁，用浸厚朴，密盖至次日。开看搅转，如是姜汁已干，再取姜，不拘多少，研汁拌。又次日，开看搅如前。凡浸三日，攧起入锅内。先以猛火炒一饭久，乘热投入所余姜汁内，令渗干了，再用猛火炒一饭时，不住手搅，不可焦。然后取一块擘开，看心中油尽，酥脆透心，干嚼之不粘齿，即取出。用疏眼竹筛子，筛去焦碎者不用。右秤五两，系修事了者，下同 **陈皮**一裹，先拣去柑皮、柚皮及青皮，只用一色黄者。簸去尘土，旋取二三两。用温水逐片搦洗净了，换水浸。将薄刀起去内白，只留外红薄皮一

---

[1] 卤：通"鲁"。《抱朴子外篇·勖学》"高才者洞达，卤钝者醒悟"。

重，其余旋入水，洗去白，不可久浸，恐烂。即用筛子盛，日晒干，慢火焙亦得。右秤五两，温州见成者，名橘红　**苍术**先用温水洗净灰土，用米泔水浸三日，候软，未软更浸，用刀刮去乌皮，洗了。薄切片子，焙干，用慢火炒两饭时候，油出尽，方取出。不住搅，不要焦，用削术尤妙。右秤八两　**粉草**擘破，湿纸裹煨令香熟，不要焦，取出细剉。右秤一两九钱，今用一两半。

已上药材，炒了乘燥便秤，入研，并不得停放。如术，研亦未可炒。仍将厚朴下研，次下术，二药取细末，将及一半，觉润又入锅微炒，再入研。方下甘草，罗末一次了，觉润又微炒。方下橘皮，同研取末。此后更不可再炒。取未尽了，方将药衮[1]同，和合令匀，再用罗隔过一次了。摊开出火气一时辰，即入新罐内，密盖收。取每服二大钱，生姜三片，枣二枚去核，水一盏半，煎八分。热服，汤点亦得。

如寒气壅塞，入草豆蔻五粒，擘碎，如前法煎。

伤寒不快，即用消风散二钱，葱白两头，同煎。

妇人觉血气不快，用当归、芍药各二钱，薄切，同煎。

头风发作，入川芎、荆芥、白僵蚕各一钱，同煎。

脏腑滑泄，入炮干姜二钱，炮附子、官桂各半钱，同煎。

引饮过多，痰饮留膈间，入赤茯苓、泽泻各一钱，同煎。

咳嗽，入款冬花、五味子各一钱，同煎。

壅热，入切大黄一钱，煎，微热服。

利未止，以热茶服之。

天下受拜平胃散　治脾胃不和，膈气噎塞，呕吐酸水，气刺气闷，胁肋虚胀，腹痛肠鸣，胸膈痞滞，不美饮食。常服，温养脾元，平和胃气，宽中进食。

川厚朴去粗皮，秤三两　陈皮汤洗，不去穰，三两　茅山苍术五两，去皮，米泔浸一宿，剉　生姜四两，和皮薄切　甘草三两，剉　南京小枣二百枚，去核，切

右用水五升，慢火煮干，捣作饼子，日干，再焙研为细末。每二

---

[1] 衮：通"滚"。杜甫《登高》诗："无边落木萧萧下，不尽长江衮衮来。"

钱，入盐少许点。如泄泻，每三钱，生姜五片，乌梅二个，盐少许，水一盏半，煎八分服。此药人人常服，独此方煮透，滋味相和而美。与众不同，所以为佳也。

调脾散 治脾胃少有不和，可常服。

厚朴去皮，五两，姜汁制炒　陈橘红五两，焙干　苍术米泔浸一宿，冬二宿，剉，焙干，炒赤色，秤八两，乃省秤半斤，或秤一斤，实八两是　甘草炙，一两半

右为细末，每服二钱，用烧盐汤点七分盏服。或用水一盏，姜三片，枣一枚，煎七分，食前服或作剉散。

论二陈汤

治忧愁思虑，气郁生痰，头疼心悸，中脘不快，极为神验。王氏谓其可治痁疾，加草果，下红圆子。此治食疟则可，余则不知也。又谓可治妊妇阻病，而古方茯苓半夏汤，服之病反增剧。以其有熟地黄，滞脾气，故及之，而不知此方茯苓当用赤者，盖赤者性利而白者性补也。欲去痰饮，赤者用之为宜。非惟服之稳当，苟胃热而呕，亦可以此利之。虽然热呕，又不若竹茹汤之要切也。

论四七汤

即《三因》大七气汤，《金匮要略》半夏厚朴汤。其治七气，最为有准。王氏云：以此下白圆子，可治小便白浊。似觉有理，然二药乃治气理痰之剂，未闻有疗便浊之功。及观古方云：心肾不交，而成此疾，则知王氏之言为可用。大抵便浊有二证，皆肾气寒之所致。有因忧思过度，气郁生涎，涎闭心经，火不下达，故肾水寒而便浊也。有因饮食减少，脾气虚弱，脾土不能制肾水，故肾水盛而愈寒，则便浊也。巢元方作《病源》，止云胞冷肾损而致此，不能发明其病之标本，使后学无所考据。方书家多用宁心药，如茯苓、朱砂，补肾药如破故纸、山茱萸，

涩精药如龙骨、牡蛎之类。是虽暂效于一时，而其疾终不可去。四七汤、白圆子，能利其痰涎，痰利则心火下降，肾水不至于寒，便浊当自止。不然则服分清饮，彼方有益智以主遗精虚漏，小便余沥。有萆薢以疗阴痿失溺，补水藏益精。有菖蒲以通心气，止小便，治白浊，心气既通，自然便浊可去。况有余药佐之，若夫脾虚而便浊者，当服厚朴煎圆、莹泉散。因思遗精，与便浊不同，而方书兼治者多，未敢信其必效。有下元虚惫，精不禁者，宜服秘精圆。有饮酒多，心经热，及年壮气盛，久节淫欲，经络壅滞者，宜服清心圆。有情欲动中，《经》所谓所愿不得，名曰白淫，宜服金锁丹。有肾气闭而不通，身之精无所管摄，而致妄行者，宜服锁精丹、猪苓圆。不可一概论也。

分清散 治白浊。

益智仁　川萆薢　石菖蒲

右等分为末，入盐煎服。

厚朴煎圆 孙兆[1]尝云：补肾不若补脾。脾胃既壮，则能饮食；饮食既进，能主荣卫；荣卫既壮，滋养骨髓，补益精血。是以《素问》云：精不足，补之以气；形不足，补之以味。宜服此温中下气，去痰进食。

厚朴极厚者，去粗皮，剉如指面大片，一斤　生姜一斤，不去皮，洗，切作片，用水五升，同朴煮，水尽去姜，焙朴令干　干姜四两，剉如骰子大　附子二两，炮，去皮、脐　甘草二两，剉半寸长，同干姜、厚朴，用水五升煮水尽，去甘草，不用　舶上茴香四两，炒

右细末，生姜煮枣肉为圆如梧桐子大。每服三五十圆，空心米饮，或酒吞下。

莹泉散 治心脾不调，肾气独盛，便溺白浊。

川厚朴一两，去皮，生用　白茯苓一钱

右剉散。作一服，用酒二碗，如不能饮，入水、酒各一碗，慢火煎

---

[1] 孙兆：北宋医家，河阳（今河南孟州）人。著有《伤寒方》《伤寒脉诀》，并修订林亿、高保衡等校补的《黄帝内经素问》，名为《重广补注黄帝内经素问》。

至一小碗。分为二服，去滓，食前温服，立效。

秘精圆 治元气不固，遗精梦泄。

大附子炮，去皮、脐　龙骨煅通赤　肉苁蓉　牛膝并酒浸一宿，焙　巴戟去心。各一两

右为末，炼蜜为圆如梧桐子大。空心，盐酒、盐汤任下五十圆，甚者日午再服。

清心圆 治经络热，或年壮气盛，久节淫欲，而致梦泄者，宜服此。

厚黄檗皮　甘草各等分

右生为末，入脑子，炼蜜为圆如梧桐子大。空心、临卧，温熟水吞下三十圆，浓煎麦门冬汤下尤佳。一方无甘草，每黄檗一两，入脑子一钱。

金锁丹 治男子妇人遗精鬼交。

坚白茯苓　茯神各二钱　五色龙骨煅红　远志去心。各三钱　牡蛎四钱，左顾者，炒赤黄色

右细末，酒糊为圆如梧子大。盐汤、温酒下三十圆或四十圆，空心、食前服。

锁精丹 治肾气闭遗泄。

龙骨一两　莲心二百个　半夏　木猪苓各二两

右将龙骨、莲心为末，半夏用汤浸，以竹刀分四方界之，不可令断开。木猪苓如半夏切了，搥扁，同半夏炒黄色，拣半夏，研为末。入龙骨、莲心内，将粟米糊为圆如梧子大。外别研木猪苓为末，养此圆子。每服三十圆，空心、食前，盐汤下。

猪苓圆 治同前。

半夏一两　木猪苓四两

右将半夏破如豆大，于猪苓内，秤二两，切片[1]。火炒半夏，黄

---

[1] 于猪苓内秤二两切片：此九字似言于未尽，颇为费解，不知所秤"二两"及"切片"者为何药。宋代许叔微《普济本事方》卷三《膀胱疝气小肠精漏》"猪苓圆"方后制药方云："用木猪苓四两，先将一半，炒半夏黄色，不令焦，地上出火毒半日，取半夏为末，糊丸如梧子大，候干。更再用前猪苓末二两，炒微裂，同用不泄沙瓶养之，空心温酒盐汤下三四十丸，常服于申未间，冷酒下。"可知，"秤二两"及"切片"者当为木猪苓。供参考。

色不令焦。地上出大毒半日。取半夏为末，糊圆如梧子大，候干，更用前猪苓末二两，炒微裂，同用不泄沙瓶养之。空心，温酒、盐汤下三四十圆。常服，于申未间，冷酒下。

论四兽饮

王氏云：治五脏气虚，喜怒不节，劳逸兼并，致阴阳相胜，结聚涎饮，与卫气相搏，发为疟疾，悉能主之。意以为无痰不成疟，此一偏之论。按《内经·疟论》只云伤于风寒暑湿，邪气与卫气相搏，故成疟疾。至《刺疟篇》，分十二经之疟。今方论所载，不出一十四条，未尝一一言其有痰也。有寒疟、温疟、瘅[1]疟、瘅，丁佐切，劳也。又从丹切，风也。湿疟、风疟、牝[2]疟、疫疟、鬼疟、瘴疟、食疟、痰疟、劳疟、老疟、脾寒等证，治之各有方。先寒后热，名曰寒疟，吴茱萸散主之。先热后寒，名曰温疟，白虎加桂汤、麻黄羌活散主之。但热不寒，少气烦冤，热而欲呕，名曰瘅疟，小柴胡汤主之。如大便秘涩，可服大柴胡汤。寒热身重，骨节烦疼，胀满善呕，溅溅自汗，名曰湿疟，术附汤主之。寒多微热，或但寒不热，名曰牝疟，桂姜汤主之。热多微寒，或但热不寒，名曰风疟，白虎加桂汤、十枣散主之。身发寒热，一岁之间，长幼相若，或染时行变成寒热，名曰疫疟，五积交加散主之。寒热时作，梦寐不祥，多生恐怖，名曰鬼疟，辟邪丹主之。乍寒乍热，乍有乍无，名曰瘴疟，南方多此，大效人参散、大正气散主之。如汗多烦渴，小便赤涩，及不伏水土，呕吐甚者，可服五苓散，下消暑圆。寒热善饥，及不能食，食而支满腹大，名曰食疟，一名胃疟，清脾汤主之，仍服红圆子。热多寒少，头痛难忍，额角胸前肌肉跳起，才食即吐，名曰

---

[1] 瘅：音dàn，凡劳、憎、疸、炎四义。此段下文既有"风疟"，又有"劳疟"，可知此处当作"炎（热）"解。亦符合下文对瘅疟的解释为"但热不寒"。

[2] 牝：原作"牡"。据下文有"牝疟"，无"牡疟"改。据此等疟病之主症为"寒多微热，或但寒不热"，正当为"牝"（阴）而非"牡"（阳）。

痰疟，半夏汤主之。经年不瘥，瘥后复作，名曰劳疟，立效散、大柴胡鳖甲散主之。数年不瘥，结成癥瘕，在腹胁中，名曰老疟，一名母疟，一名疟母，老疟饮主之。脾寒，可服草果饮。凡疟初欲发时，但服五积交加散，自能痊除。寒热等者，可与《局方》常山饮。久发不愈而寒者，二姜散主之。寒而虚甚者，当服朴附汤，服药可于未发前，连进数服。正发时不可与之，恐伤胃气。常见庸医每以疟疾为难治，非难也，由其不识证，故以为难也。病家每以疟疾为易治，非易也。或见歇胜而愈，固以为易也。一难一易之心生，其不至于危殆者鲜矣。

吴茱萸散 治寒疟临发时，先寒战动相，次发热便头痛不可胜忍，热极则汗出烦渴，相次便醒，宜服此。

吴茱萸一两　甘草　半夏　干姜　川芎　细辛　麻黄　良姜　藁本　官桂各一分　羌活　牵牛炒。各半两

右细末。每服三钱，以水一盏，煎至七分。临发寒时，和滓，空心热服。若寒了及热，更不请吃，须只用初发寒进服也。寒未定，更进一盏，吃药后不请卧。须臾病减八分。若是太岁，遇六壬己亥之年，当疟未发，常服暖脾药。

白虎加桂汤 治温疟，先热后寒，恶风自汗。

石膏四两半　知母一两半　甘草半两，炙　桂心一两　粳米一合，粳，刀外切，粳米也

右剉散。每服四钱，水一盏半，煎至七分。去滓，未发前进三服。

麻黄羌活散 治温疟初发，浑身大热，头痛不可忍，临醒时即寒慄战动，逡巡便醒，宜服此方。须是先热后寒，方可吃此药。

麻黄　羌活　牡丹皮去心　独活　山栀　柴胡去毛　桔梗去芦　升麻　荆芥穗　大黄　知母　黄芩各一分　半夏四铢　牵牛半两

右细末。每服三钱，水一盏，生姜二片，同煎至七分。临发壮热时，和滓吃，须是用初发热时服，仍是食后吃。发了已寒，即更不要吃。待第二发热时吃也。

小柴胡汤 治瘅疟，但热不寒，少气烦冤，欲呕。

柴胡二两　半夏　黄芩　人参　甘草各七钱半

右剉散。每服五钱，水一盏半，姜五片，枣一枚，煎七分。去滓，食前服。

大柴胡汤　治瘅疟，但热不寒而呕，大便秘涩。

柴胡二两　赤芍药　黄芩各三字　半夏汤洗　枳实麸炒。各半钱　大黄半钱

右剉散。每服五钱，姜四片，枣一枚，水一盏半，煎八分，去滓，食前温服，以利为度，未利再服。

术附汤　治湿疟，寒热身重，骨节烦疼。因冒雨湿著于肌肤，与胃气相并，或腠开汗出，因浴得之。

附子炮，去皮、脐　白术各一两　甘草炙　茯苓　桂心各半两

右剉散。每服四大钱，水一盏半，姜五片，枣二枚，煎七分。去滓，食前服。

桂姜汤　治牝疟，寒多微热，或但寒不热。

柴胡八两　桂心　黄芩　牡蛎煅　甘草炙　干姜炮。各三两　栝楼根四两

右剉散。每服四钱，水二盏，煎至七分。去滓，空心服，日三。初服微烦，汗出愈。一法，有半夏三两，此方既言治寒多及但寒不热，却多用柴胡、黄芩、栝楼根，性寒之药，恐非所宜。诸方既皆取此，如或用之，当随证增损可也。

十枣散　治但热不寒疟。

穿山甲一两　干枣十枚

右同烧灰留性，研为细末。每服二钱，当发日日未出时，井花水调下。

五积交加散　治疫疟，身发寒热。

生料五积散　人参败毒散各四钱

右和匀。每服四钱，水一盏半，生姜五片，枣子一枚，同煎至八分。去滓，温服，不拘时候。

辟邪丹 治岚瘴鬼疟及痁疾等。

朱砂两粒,如黑豆大　黄丹一大钱,留少许为衣　绿豆四十粒　黑豆三十粒　好砒霜半钱

右同入乳钵内,滴冷水为丸,作十粒。每服一粒,以东南枝桃叶心七枚,取井花水,研令开,向日吞服之。醋水亦得,其验不具言。经三五日,患者亦只一粒。服后大段者只微寒[1]。若小可,便绝去也[2]。孕妇不可服。

大效人参散 治山岚瘴疟,不以久远,或寒,或热,或寒热相兼,或连日,或间日,或三四日一发,并皆治之。

人参去芦头　常山　青蒿各等分

右细末。每服二钱半,如明日当发,今日午时,用酒一大盏调,分作三服,一更尽时一服,三更一服,五更一服。此方二钱半药末,用酒一大盏调,分作三服,恐药力太少,只作一服可也。

大正气散 治山岚瘴气,发作寒热,遂成疟疾,宜服此。

附子炮,去皮、脐　厚朴去粗皮,姜汁制　桂心　甘草炙　干姜炮制　橘红各一两　茱萸微炒,半两

右细末。每服三钱,水一盏半,姜五片,枣一枚,同煎至七分。热服,不拘时。兼治霍乱吐泻,一切气疾。

五苓散 治瘴疟,烦渴,小便赤涩。

泽泻　猪苓去皮　赤茯苓　白术各一两半　官桂去粗皮,一两

右细末。每服二钱,热汤调下,不拘时候。服讫,多饮热汤,有汗出即愈。

清脾汤 治胃疟,发作有时,先觉伸欠,乃作寒慄,鼓振颐颔,中外皆寒,腰背俱痛,寒战既已,内外皆热,头疼如破,渴欲饮冷。或痰聚胸中,烦满欲呕,或先热后寒,先寒后热,寒多热少,寒少热多,或

---

[1] 服后大段者只微寒:宋代杨倓《杨氏家藏方》卷三《疟疾方》"辟邪丹"无此句。
[2] 若小可便绝去也:宋代杨倓《杨氏家藏方》卷三《疟疾方》"辟邪丹"作"只可壹服,不可再服"。

寒热相半，或但热不寒，但寒不热，或隔日一发，一日一发，或三日五日一发者，悉主之。

厚朴_{四两，姜汁制} 乌梅_{打去仁} 半夏_{洗去滑} 青皮 良姜_{各二两} 草果_{去皮，一两} 甘草_{炙，半两}

右剉散。每服四钱，水二盏，姜三片，枣一枚，同煎至七分。去滓，未发前，并三服。忌生冷、油腻、时果。此药温脾化痰，治胸膈痞闷，心腹胀满，噫醋吞酸，自可常服。

半夏汤 治痰疟头痛，才食即呕。

半夏_汤 藿香_{洗，去梗} 羌活 川芎_{各二钱半} 黑牵牛_{半两}

右细末。每服二钱半，食后熟汤调下，和滓服。以吐涎为度，未吐，更进一服。

立效散 治久患疟疾不差。

硫黄 辰砂_{各等分，研细}

右拌匀。每服一钱，人参汤调下。

大柴胡鳖甲散 治劳疟及五劳。

柴胡_{去芦} 秦艽 常山 贝母 甘草 乌梅 山栀 豉心 鳖甲_{醋炙} 黄芩_{各一两} 生姜 大黄_{各半两} 桃枝 柳枝 葱白 薤白_{各一握} 糯米_{半合}

右剉散。分作八贴，每贴水一升，酒一盏，同煎至八分升。分作三服，早、午、晚各一。

老疟饮 治久疟结成癥瘕，癖在腹胁，诸药不去者。

苍术_{米泔浸} 草果_{去皮} 桔梗 青皮 陈皮 良姜_{各半两} 白芷 茯苓 半夏_{汤洗，去滑} 枳壳_{麸炒} 甘草_炙 桂心 干姜_{炮。各三钱} 紫苏 川芎_{各二钱}

右剉散。每服五钱，水二盏，盐少许，煎七分。去滓，空心服，日三夜一，仍下红圆子。

草果饮 治脾寒等疟。

草果 川芎 白芷 紫苏叶 良姜 甘草 青皮_{去内白，炒。各等分}

右剉散。每服三钱，水一盏，煎七分。去滓，热服，当发日连进三服。

常山饮 治疟疾。凡疟疾，盖因外邪客于风府，生冷之物内伤脾胃，或先寒后热，或先热后寒，或寒热独作，连日并发，或间日一发。寒则肢体颤掉[1]，热则举[2]身如烧，头疼恶心，烦渴引饮，气息喘急，口苦咽干，脊膂酸疼，肠鸣腹痛，诸药不治，渐成劳疟者，此药主之。

知母　川常山　甘草炙　草果不去皮。各二两　乌梅一两　良姜一两半

右剉散。每服四钱，水一盏半，生姜五片，枣五枚，同煎至八分。去滓，温服，未发前，连进三服。

二姜散 治寒疟及久疟不瘥。

干姜　良姜各二两，并半生半炒

右细末。每服二钱，以酒调之，猳猪胆以针刺破，将七滴入酒中，调匀温服。少顷，以温酒半盏投之，于当发日早服。大凡寒发于胆，以猪胆引良姜、干姜入胆去寒，燥脾胃。二姜热，猪胆冷，阴阳相制所以作效，仍治秋深寒疟。孙氏《秘宝》祛疟散，杨氏《家藏》[3]猪胆膏，皆此药，但修治少异耳。

朴附汤 治久发虚疟。

大附一只，生，去皮，用剪作骰子块，生姜自然汁浸，炒干　川朴去皮，与附子等分，剪作骰子块，生姜自然汁三浸炒

右剉散。病轻者每服四钱，水二大盏，生姜七片，枣七枚，同煎至七分，重者加之。

---

[1] 掉：原作"棹"，据文义改。
[2] 举：原作"夆"，同"举"。
[3] 杨氏家藏：即宋代杨倓《杨氏家藏方》，凡20卷。

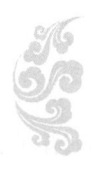

卷第四

论断下汤

王氏云：治下痢赤白，无问长幼并可服之。此药以罂粟壳为主，年少脾胃强壮之人服之，其效如神。年高脾胃虚弱之人服之，其祸立至。缘此物性冷紧涩，极能内绝胃气，易令人呕。本草独言粟而不及壳，此近世用之。王氏不察，反指地榆、黄柏、秦皮、苦木桐[1]为性寒。此辈性虽寒，而各当于用，未若罂粟壳之妨胃也。王氏既言呕吐者则不可[2]服，又云：脾胃素弱者，可兼豆蔻、橘红为圆服之。意以为有豆蔻、橘红，则不至为患，益劳矣[3]。外此岂无他剂哉？且讥今之治痢者，多用驻车圆、黄连阿胶圆之类，其性本冷，病稍重者，非此可疗。殊不知驻车圆虽有黄连性寒，而阿胶、当归则性温，干姜则大热，安可谓之本冷？以之治赤白痢极验。不然，则加以汤使下之，无不效者。至黄连阿胶圆，乃是治热痢之药，惟患其不冷耳。王氏熄[4]于本草，不甚精解，故言及此。

况痢疾古方，总谓之滞下，然实非一端，不可谬于施治。有赤痢、白痢、赤白痢、热毒痢、风痢、湿痢、脓血痢、酒痢、积痢、噤口痢、气痢、水痢、水谷痢、恶痢、暑痢、瘴痢、疟痢、劳痢、蛊痢、疳痢、休息痢之不同。赤痢者，一名热痢，治之当以黄连圆。白痢者，一名冷

---

[1]　苦木桐：有可能是椿木皮的别名，依据请见本书卷四"宿露汤"下注释。此外，椿樗亦名"大眼桐"，主治痢，这也旁证苦木桐即椿根皮。

[2]　则不可：原书作"不■■"，后二字为墨迹难辨。王硕《易简方》此云"呕吐人则不可服"，据乙补。

[3]　益劳矣：其意当为益徒劳矣。

[4]　熄：此处文义不太通顺。原书眉批"想"，当为料想之意。

痢，一名寒痢，治之当以桃花圆。如未效虚羸者，可服朴附圆。赤白痢者，一名冷热痢，一名重下痢，治之当以三和汤、姜茶散。久不差者，可服曲蘖圆。热毒痢者，治之当服敛红圆、地榆散、黄连阿胶圆。风痢者，治之当服宿露汤。如手足冷而脉微小者，可服附子当归圆。湿痢者，治之当服养脏汤。脓血痢者，治之当服大香连圆。酒痢者，治之当服橡斗子散、苦散子。积痢者，治之当服万应圆、油调散。噤口痢者，治之当服仓廪汤、石莲散。气痢者，治之当服巴石圆。水痢者，治之当服诃梨勒圆。水谷痢者，治之当服朴连汤。恶痢者，治之当服圣枣子。暑痢者，治之当服六合汤、五苓散、下酒连圆。瘴痢者，治之当服楮叶散。疟痢者，治之当服朱粉丹。劳痢者，治之当服茛菪圆。蛊痢者，治之当服柏连散。痔痢者，治之当服薤白饼。休息痢者，治之当服姜茶圆。各辨证以用药者，始治之。初灼见有积，须是先挨动其积，然后止之。余证不在此限。变通圆可随证加减，极妙。如不识脉，欲知冷热，当事如《百一选方》之言，无问赤白，但看其手足和暖，则为阳，先须服五苓散，粟米饮调下，次服《局方》感应圆即愈。若觉手足厥冷，则为阴，当服大已寒圆、附子之属。此亦一要法也。

驻车圆 治一切下痢，无新久及冷热、脓血，肠滑里急，日夜无度，脐腹绞痛，不可忍者。

黄连去须，三两　干姜一两　当归去节，一两半　阿胶剪碎，炒如珠子，一两半，为末，以醋四合熬成膏

右细末，以阿胶膏和，并手丸如梧桐子大。每服五十丸，食前温米饮下，日三服。小儿丸如麻子大，量岁数加减与服。

黄连圆 治赤痢热下，久不止。

黄连去须，不拘多少

右为末，鸡子清为丸如梧桐子大。每服五十丸，食前，乌梅汤下。

桃花圆 治冷痢腹痛，下如鱼脑白物。

赤石脂　干姜炮，等分

右为末，蒸饼糊丸。米饮下五十丸。

朴附圆 治冷滑下痢，不禁虚羸者。

厚朴去粗皮，姜汁制　附子炮，去皮、脐　干姜炮裂　橘红各等分

右为末，面糊丸如梧子大，每服四十丸，食前米饮下，日二服。

三和汤 一名万金散，治赤白痢。

陈皮一半白炙，一半蜜炙　陈罂粟壳同上，各一两　甘草半两，炙

右剉散。每服四钱，以百沸汤七分盏泡，急用盏盖之。候温，澄清者服。如赤痢，二味用蜜炙者多；白痢，用蜜炙者少。甘草常用一盏。血痢，入乌梅一个。此药脾胃壮者可服。

姜茶散 治赤白痢。

生姜和皮切，一十片　好腊茶末二钱

右用水二盏，煎至一盏，去滓，食前热服。

曲蘖圆 治赤白痢，久不差者。

神曲炒，二两半　麦蘖炒，三两半　乌梅肉焙　干姜炮　黄连去须　肉桂各二两　吴茱萸拣，汤洗[1]　当归洗，焙　附子炮。各一两　川椒去目，出汗，三分

右为末，煮粟米糊圆如梧子大。每服五十圆，米饮下，不拘时候。

敛红圆 治伏热下血，里急后重。

腊茶不以多少

右为末，以上等酽醋和丸，每一两，分作十五丸。每服一丸，浓煎乌梅汤化下，空心、食前服。

地榆散 治下痢纯血，脐腹疼痛，里急后重，日夜频并。

地榆一两　枳壳去穰，麸炒　甘草炙。各半两　白芍药　赤芍药　黄芩各一分　诃子七个，煨，去核　罂粟壳十四枚，蜜炙黄

右杵为细末。每服三钱，陈米饮调下，空心食前。脾胃稍弱者，不可服。

黄连阿胶圆 治肠胃气虚，冷热不调，下痢赤白，状如鱼脑，里急

---

[1] 洗：原脱，"拣汤"文义不通。据本书其他方剂中吴茱萸之炮制方法补。

后重，脐腹疼痛，口燥烦渴，小便不利。

黄连去须，三两　赤茯苓二两　阿胶一两，炒

右黄连、茯苓同为末，水调阿胶和，众手丸如梧桐子大。每服五十丸，食前温米饮下。

宿露汤　治风痢，纯下清血。

杏仁七粒，去皮、尖　苦木疮[1]一掌大　草果一个　酸石榴皮半个　乌梅两个　青皮两个　甘草两寸

右剉散。作一剂，水二碗，生姜三片，煎七分碗。露星一宿，次早空心服。

附子当归圆　治风冷在肠胃，下血，手足冷而脉微小。

当归洗，焙，三两　白芍药二两　附子去皮　白术各一两

右为末，醋面糊圆如梧子大。饮下五十丸，食前服。

养脏汤　治湿毒痢，所下如豆羹汁，心腹刺痛，腰腿沉重。

厚朴去皮，姜制　肉豆蔻面裹，煨　苍术米泔浸，剉，炒　赤茯苓各二钱半　木香　橘红各二钱　甘草炙，一钱

右剉散。每服四钱，水一盏半，生姜五片，枣一枚，煎八分。去滓，食前温服。

大香连圆　治丈夫妇人肠胃虚弱，冷热不调，泄泻烦渴，米谷不化，腹痛，肠鸣，胸膈痞闷，胁肋胀满。或下痢脓血，里急后重，夜起频并，不思饮食。或小便不利，肢体怠惰，渐即瘦弱，并宜服之。

木香一两，不见火　黄连去芦净，四两，用吴茱萸二两同炒，去茱萸不用

右为末，醋糊丸如梧桐子大。每服三十丸，食前米饮下，日三服。

橡斗子散　治酒痢，便血经年不差者。

---

[1] 苦木疮：据《医方类聚》卷一百四十一《诸痢门》引《袖珍方·痢》"宿露汤"，如下："治风痢，青血纯下。酸榴皮、草果各一分，甘草二寸，杏仁七粒（去皮尖），椿根皮二钱半。右吹咀，每服一两，水二盏，姜三片，乌梅一个，煎至一盏，去滓，露一宿，次早空心温服。《良方》，右吹咀，水二碗，姜三片，乌梅二个，煎七分，露星一宿，次早空心温服。"据此方方名、主治、药物及用法均同，唯本之"苦木疮"，在《袖珍方》《经验良方》作"椿根皮"，可知"苦木疮"即"椿根皮"之异名。

橡斗子　槐花各一两，同炒黄色　白矾一分

右细末。每服二钱，温酒调下。

苦散子　治酒毒便血。

黄连不拘多少，去芦，焙干

右细末。每服二钱，温酒调下。

万应圆　治久挟积滞，因伤生冷，遂作痢疾，或赤或白，经久不差。

白牵牛　肉豆蔻面裹煨　槟榔各等分

右为末，炼蜜丸如绿豆大。每服五十丸，赤痢甘草汤，白痢干姜汤，赤白痢甘草干姜汤，空心、食前下。

油调散　治积痢。

腊茶末二钱

右用热汤七分，盏调，倾一蛤蜊壳生麻油在内，搅匀，食空服之。须臾腹疼，大下即止。

仓廪汤　治禁口痢，昼夜无度，疾极甚者。

败毒散[1]一贴

右水一盏半，药四钱，陈米百粒，同姜三片，枣一枚，煎至八分。去滓，食前温服。

石莲散　治禁口痢。

石莲肉不以多少

右细末。每服二钱，陈米饮调服，便觉思食，此疾盖是毒气上冲华盖，心气不通，所以不入食。服此药之后，心气既通，痢当频下而愈。未愈，自服痢药。

巴石圆　治气痢。

白矾不以多少，炭火于净地上，烧令汁尽，变其色如雪，名之巴石

---

[1] 败毒散：本书未收此方。《易简方》作为"生料五积散"的附方，由"人参、茯苓、甘草、前胡、芎藭、羌活、独活、桔梗、柴胡、枳壳各等分"组成。

右取一大两细研，以熟猪肝为圆，空腹饮下。凡数随意增减，水牛肝更妙。如食菜人，蒸饼为圆。

诃梨勒圆

诃梨勒三只，面裹，煨

右取诃梨勒皮，为末，饭和为圆，米饮空心下三四十圆。

朴连汤 治水谷痢久不差。

厚朴去粗皮，姜制，炒　黄连各三两

右剉散。每服四钱，水一盏半，煎八分。去滓，空心、食前服。

圣枣子 治一切恶痢。

木香一分　肉豆蔻二个，面裹，煨　乳香　没药各一分

右细末。每服一钱，用大枣一枚，去核，先入半钱姜末在枣内，次入水浸巴豆半枚，又入药末半钱，合定，油饼面裹一指厚，火煨，面熟为度。去面，并巴豆不用。只细嚼枣药，米饮下，空心。

六和汤 治心脾不调，气不升降，霍乱转筋，呕吐泄泻，寒热交作，痰喘咳嗽，胸膈痞满，头目昏痛，肢体浮肿，嗜卧倦怠，小便赤涩。并伤寒阴阳不分，冒暑伏热，烦闷成痢。及中酒烦渴，畏食。妇人胎前产后，并宜服之。

人参　缩砂仁　甘草炙　杏仁去皮、尖　半夏汤七次。各一两　白藊豆姜汁制　赤茯苓　藿香　木香各二两　香薷去梗　厚朴姜汁制。各四两

右剉散。每服四钱，水一盏半，生姜三片，枣一枚，煎至八分。去滓，不拘时候服。

酒连圆 治伏暑成痢，及酒痔下血泄泻。

黄连不以多少，燎去芦，酒浸银器中，重汤煮，滤出，晒干，添酒煮二次

右为末，以余酒为圆如梧子大。每服五十丸，米汤下。

楮叶散 治瘴痢，不问老少，日夜百余度者。

干楮叶三两

右为末。每服三钱，乌梅汤调服，日再。兼取羊肉裹末，内谷道，痢出即止。

朱粉丹 治疟痢及积痢。

巴豆去皮、心、膜，出油　粉霜　硇砂　朱砂各一钱，研　砒研，半钱

右研匀，黄腊二钱溶成汁，下药搅匀，丸如绿豆大。饮下一圆，未知再进。

莨菪圆 治久痢、劳痢。

莨菪子　干姜并炒焦见烟　狗头骨烧灰

右等分为末，面糊为丸如梧桐子大。每服二十丸，空心、食前米饮下。

柏连散 治男子、女人、小儿，大腹，下黑血茶脚色，或脓血如淀[1]色，所谓蛊痢者，治之有殊效。又能杀五藏蛊。

侧柏叶焙干　川黄连去芦，各等分

右细末。每服二钱，食煎熟水调下。

薤白饼 治疳痢。

薤白一握

右将薤白生捣如泥，以粳米粉和之，炼蜜调捏作饼，炙熟与吃，不过三两度。

姜茶圆 止休息痢，大验。

干姜炮　建茶各一两

右为末，以乌梅取肉圆如梧桐子大。每服三十圆，食前温米饮下。

变通圆 治赤白痢。

吴茱萸拣净　黄连去须并芦，剉，骰子块

右等分，一处以好酒浸透，取出，各自拣焙，或晒干。为细末，面糊丸梧桐子大。赤痢，用黄连圆三十粒，甘草汤下。白痢，用茱萸丸三十粒，干姜汤下。赤白痢，各用十五粒，相合，并以甘草干姜汤下。

---

[1] 淀：据《证类本草》卷七"蓝实"条引"唐本注"，"菘蓝，其汁抨为淀"。此"淀"也作"蓝淀"，一种染料，其色青黑。

论胃风汤

治风痢，下清血，或下瘀血、湿毒痢，所下如豆羹汁者，服之皆验。王氏于断下汤后言血痢当服此，岂知热毒下血，非此可治，以其有官桂大热故也，当服至冷之剂。惟风湿痢用之为当。又云，于此方加熟地黄、黄芪、甘草等分，名十补汤，大治虚劳。其随证增味固然，而不知虚劳变证极多，非此能尽。既言虚寒当加姜附，乃不能去地黄、芍药辈，冷热杂揉，安足为效？徒知稍不喜食者，不可用，何益哉！又欲于十补汤中加柴胡，以治骨蒸发热。此方有地黄、当归以滞脾气，不若地仙散、柴胡散之妙也。大凡虚人热去则寒起，要当留二三分热，以消化饮食，使胃气常存，然后药乃可进。苟服冷药太过，热固去矣，胃寒不食，坐待其毙，可不谨之！如劳气之证已，形未至于深且久者，可服稻根汤，屡试辄效，尤利于贫匮之人。

地仙散 治骨蒸肌热，解一切虚烦躁，生津液。

地骨皮_{洗根者} 防风_{各一两} 甘草_{一分}

右细末。每服二钱，水一盏，生姜三片，竹叶七片，煎至七分，服。《信效方[1]》加人参半两，鸡苏一两，甘草添一分。

柴胡散 治骨蒸劳，肺痿，咳嗽唾涎，心神烦热，不欲饮食。

柴胡 黄芩 人参_{各一两} 麦门冬_{二两，去心} 白茯苓 橘红_{各三分} 甘草_{各[2]二分，炙} 半夏_汤 桔梗_{各半两}

右细末。每服三钱，水一中盏，生姜半分，同煎六分。去滓，不计时候，温服。《选奇方[3]》茯苓用赤者是。

稻根汤 治劳疾，病证已见而未成者。

---

[1] 信效方：医方书，全名《重广保生信效方》。北宋阎孝忠撰，1卷。原书佚，佚文见：《普济本事方》《妇人大全良方》。

[2] 各：此字当衍。

[3] 选奇方：医方书，宋代余纲撰。原《前集》10卷，《后集》10卷。今残存《后集》4卷，《前集》早佚。《妇人大全良方》最早引用该书。

稻草根_{洗净，细切}

右浓煎，不以时候，加熟水饮之。

论芎归汤

一名芎䓖汤，治一切去血眩晕，固也。然当归之用，不可不审。雷公云：若要破血，即使头一节硬实处，如止痛、止血，则用尾。或一时用，不如不使，服食无效。此汤贵于止血生血，当取中间一节，兼尾用之。王氏既不能分别，又欲加芍药以治产后眩晕，殊不知产后眩晕有三。或去血过多，血虚气极，精神不守，而晕闷者；或下血过少，血随气上，掩心满急而晕闷者；或产时坐卧，方位触犯禁忌，而晕闷者。此药只不治血虚晕闷。而芍药又有二种，白者补血，赤者通血。今既不明言其所当用，或投赤者于去血既多之后，其不至于困频者，鲜矣。况庸医多谓当归头一节，大而有力，如或用此，非徒无益，而又害之。若产后下血不多而晕者，当服清魂散。胃触禁忌而晕者，则须祷禳可也。

清魂散 治产后血晕，不省人事。

泽兰叶　人参_{各一分}　荆芥穗_{一两}　川芎_{半两}　甘草_{二钱，炙}

右细末。每服一钱，热汤、温酒各小半盏，调匀，灌下，过喉即开眼气定，省人事。

论枳壳汤

真产前妙剂，其缩胎易产之功为甚大，以之治气攻刺，亦常效。然此汤之性寒，不可治冷气，如以酒调，则性平，尤难必效。必当加干姜、良姜、官桂、丁香、木香之类方可。王氏谓其能治脚气，未为切当。夫脚气有阴阳、虚实、干湿之不同，当随证以施治。未闻此药可疗。又云：煎艾汤调服，可以治女人血晕。两太阳疼，头旋欲倒，此正芎䓖汤之证，尤非此之所宜。煎木瓜汤调服，可以治小儿面黄，胃冷吐食。殊不知枳壳之性本寒，安能治胃冷之疾？当服《局方》益黄散可也。或胃热，则以竹茹汤与之。

益黄散 治小儿脾胃虚弱，腹痛泄痢，不思乳食，呕吐不止，困乏神懒，心胁膨胀，颜色青黄，厌厌不睡。

橘红二两　青皮去白　诃子肉　甘草炙。各一两　丁香四钱，不见火

右细末。每服一大钱，水七分盏，煎至五六分。食前进，大小加减服之。

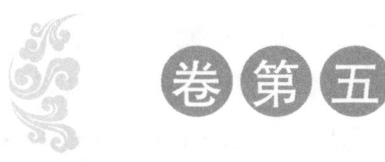

论增损四物汤

王氏虽本于《三因》，而不察陈氏有随病加减之说，遂即之以治气血不足，及产后下血过多。荣卫虚损之病，果欲用之，不可无熟地黄，缘地黄之热者，可以温补也。如欲治产后寒热，腹中刺痛，疑有败血，则依本方修制，芍药易以赤者足矣。不然，当于《局方》四物汤中，易熟地黄以干者，易白芍药以赤者，二者俱能逐败血故也。所用当归，可从芎归汤方后所载。

四物汤 治妇人冲任虚损，月水不调，脐腹疠痛，崩中漏下，血瘕块硬，发歇疼痛，妊娠宿冷，将理失宜，胎动不安，血下不止，及产后气虚，风寒内搏，恶露不下，结生瘕聚，小腹坚痛，时作寒热。

当归去芦，剉，微炒　川芎　熟干地黄　白芍药各一两

右剉散。每服四钱，水一盏半，煎至八分。去滓，热服，空心、食前。若妊娠胎动不安，下血不止者，加艾十叶，阿胶一片，同煎如前法。或血脏虚冷，崩中去血过多，亦入胶艾煎。如产后寒热，腹中刺痛，疑有败血，熟地黄易以干者，白芍药易以赤者，水一盏半，煎至八分，去滓，入酸醋一呷，再煎数沸，热服。

论逍遥散

治血虚发热，最为要剂。若论治血热相搏，月水不调，脐腹胀痛，寒热如疟，则不及《局方》四物汤。治室女血弱，荣卫不和，痰嗽潮热，则不及加减十宝汤。此药《局方》云当归炒，甘草炙，又加薄荷

煎服。王氏不从之为是。夫当归性本温矣，必炒。治烦热，甘草不炙无害也。薄荷本条虽云大解劳乏，然此物极能发汗，新病瘥人，切不可食之。王氏谓经血节闭而致发热者，令服大圣散、红圆子，二药皆不若通经圆之效捷也。缘大圣散用药杂而且众，红圆子全藉阿魏、三棱、莪茂以通血，阿魏既难得真，而今之三棱类皆红蒲根代之，未敢必其集事。若久无子息，又岂二药所能治疗，必常服秦桂圆可也。

加减十宝汤 治丈夫、妇人真气虚损，四肢劳倦，腰膝疼痛，颜色枯槁。

黄芪四两　干熟地黄　当归并酒浸　白茯苓　人参　白术　半夏汤　白芍药　五味子　桂去粗皮。各一两　甘草炙，半两

右剉散。每服四钱，水一盏半，生姜五片，乌梅一个，煎至八分。去滓，食前温服。

通经圆 治妇人、室女月候不通，腹中疼痛，或成血瘕。

桂心　青皮去白　大黄炮　干姜　川椒去子，出汗　蓬莪茂　川乌　干漆炒　川当归　桃仁各等分

右细末，将四分末用米醋熬成膏，和余六分末成剂，臼中杵治，圆如梧桐子大，曝干。每服五十圆，醋汤下，温酒亦得，空心、食前。

秦桂圆 治妇人无子。

秦艽去芦　桂心不见火　防风　厚朴去皮，姜制　杜仲去皮，姜制，炒丝断。各三分　附子生，去皮、脐　茯苓各一两半　白薇　干姜炮　牛膝酒浸　沙参　半夏汤洗[1]。各半两　人参一两　细辛去苗，二两一分

右细末，炼蜜丸如赤豆大。每服五十丸，食前温酒、醋汤任下。如未效，更加丸数，觉有孕则止。神效，并如彼说。

论惺惺饮

本作腥惺散，阎氏附此于钱仲阳方后，止云治伤寒时气，风热痰

---

[1] 洗：原脱，据《三因极一病证方论》卷之十七"秦桂圆"补。

壅，咳嗽及气不和。至于论伤寒、风热、疮疹、伤食之相类，未能辨认，欲与升麻汤、小柴胡汤间服，意谓此三药俱可退热，而不知亦有未切于用者。惺惺散治感冒痰嗽，发热口渴，则宜升麻汤，善解肌。及疮疹已发未发，如风热疮疹，头疼身热，足冷脉数，疑似之间，皆可服之。若夫伤食，则有大便酸臭之可验，当先磨之以消积圆。或未效，则以白饼子下之。又须量其虚实，而后可饮以益黄散补其脾。小柴胡汤治少阳经伤寒，身热而呕者，则为当也，非治伤食之药。凡疮疹有水疱、脓疱、斑子、疹子之不同，已出未出者，并可与化毒汤。出太盛者，则用犀角地黄汤解之。若出不快，宜与活血散。或黑陷，则发之以人齿散，次服紫草汤，无不验也。钱氏云：有小热宜解毒，大热当利小便。紫黑干陷者，百祥丸下之，后复有不可妄下之戒。要知此患，首尾俱不可下。如下之，则内虚，毒气乘虚入肾，则难治。乳母或不忌口，及儿失饥而受风冷，亦必至此疮。后有余毒，可服消毒饮。或上攻，咽喉闭塞，语声不出，可服龙蜕饼。如疮疹入目，宜与决明散、紫贝散。疮欲着痂，则用酥或面油时润之，可揭则揭去。若失润揭迟，痂才硬，则隐成瘢痕，切不可以鸡鸭卵与食，食则即时自盲，瞳子如卵白色。其应如神，不可不戒也。

消积圆　治小儿伤食，大便酸臭。

丁香九粒　缩砂仁十二个　巴豆二个，去皮、心、膜　乌梅肉三个，焙

右细末，面糊丸黍米大。三岁已上三五丸，已下二三丸，温水下，无时。

白饼子　一名玉饼子，治小儿腹中有癖，但饮乳[1]者，及嗽而吐痰涎乳食。

滑石　轻粉　半夏汤七次　南星各一分　巴豆二十四个，去皮、膜，水一斤，煮水尽为度

右研匀，巴豆后入众药，以糯米饭为丸小绿豆大，捏作饼子。三岁

---

[1]腹中有癖但饮乳：《小儿药证直诀》上卷云"腹中有癖，不食，但饮乳是也"。供参考。

以上三五饼,已下一二饼,临卧煎葱白汤下。

化毒汤 治小儿豆疮,已出未出,并可服之。

紫草茸　升麻　甘草炙。各半两

右剉散。水二盏,糯米五十粒,煎至一盏。去滓,温分服。

犀角地黄汤 治疮疹出大盛,以此解之。

犀角屑　牡丹去心。各一两　生地黄半斤　芍药三分

右剉散。每服五钱,水一盏半,煎取一盏。有热如狂者,加黄芩二两。其人脉大来迟,腹不满,自言满者,为无热,更不用黄芩也。

活血散 治疮出不快。

白芍药

右一味,为细末。每服一钱,以酒调服。如欲止痛,用温熟水调下。

人齿散 治疮子出不快,倒靥黑色。靥,一作黡。

人齿烧,存性

右细末,酒调下,或麝香酒、紫草汤皆可,小儿齿尤佳。

紫草汤 治疮疹热盛而发不透者。

紫草茸　紫苏叶　升麻　甘草炙。各半两

右剉散。水二盏,糯米五十粒,同煎一盏,温分两服。

消毒饮 治小儿疮疹已出,未能匀透,及毒气壅遏,难出不快,壮热狂躁,咽膈壅塞,坐卧不安,大便秘涩,及治大人小儿,上膈雍热,咽喉肿痛,胸膈不利。

牛蒡子炒,三两　甘草炙,一两　荆芥穗半两

右剉散。每服一钱,水一盏,煎七分。去滓,温服食后,量力多少与之。如疮疹大便利者,不宜服。

龙蜕饼 一名消毒饼子。治小儿豆疮,余毒上攻咽喉,语声不出。

蛇蜕一条,用麻油点灯烧存性

右细末,以砂糖拌为饼子,嚼下。

决明散 治疹豆疮入眼。

决明子　赤芍药　甘草炙。各一分　栝楼根半两

右细末。每服半钱,蜜水调下,日连三服。

紫贝散 治斑疮丁子入眼。

紫贝一个,即砑螺也

右生为末,用羊子肝批开,掺末一钱,线缠,米泔煮香熟。入小口瓶器盛,乘热熏,候冷,于星下露一宿。来早空心吃,不过一螺可愈。

论白术散

乃和胃之剂。钱氏于伤风胃热吐泻后,以此生津液,止渴耳。其功在于干葛,而余药佐之。次用大青膏,以发散风邪。初不言总治冷热泄泻,王氏因此方有白术、木香止泻,遂言小儿泄泻,胃热烦渴,不问阴阳,并宜服之。不思泄泻有冷热不同,欲以一药而兼治之可乎?况白术、木香、藿香之性温,安能以治热泻?以之治冷泻则宜,又当去藿香、干葛,加干姜、肉豆蔻辈可也。或未效,可以此药下桂香圆。吐泻,则服益黄散。病笃者,来复丹主之。如热泻,与观音救命丹,入灯草、枣子煎,间服戊己圆。吐泻,则人参汤,或参苏饮子主之。更有疳泻枯瘦,宜服史君子圆。水泻不止,宜服六神汤。

王氏又援钱氏方治惊风,用金液丹,青则白圆末。此治慢脾风则可,不知惊风有二证,有急惊风,有慢惊风。慢惊,一名虚风,一名慢脾风。急惊,因闻大声,惊而发搐,或心经蕴热,热极生风。其证则面赤身热,气急唇红,喉膈多痰,大小便赤,可于搐势减之时,与镇心治热药二服。如镇心圆、辰砂圆、抱龙圆之类。候惊热已定,须臾以利惊圆,下其痰热即愈。慢惊,则因病后或吐泻,脾胃虚损而成此疾。其证则身冷昏睡,睡或露睛,手足瘛疭,口鼻气冷,目碧多啼,喉中痰响,呕吐。可先与人参散,未效,则服南附汤。如吐泻未止,可与丁附汤,下二神丹。大抵急惊未足忧,而慢惊为难治。每见庸医不量虚实,但用蜈蚣、蝎梢至毒之剂以攻之,且曰:吾欲搜风耳。不知小儿易虚,既虚之后,愈搜则愈虚,不救者比比皆是,可不痛哉!若急惊反张,宜服芎活汤。慢惊反张，可与蝎附散，皆为要药。或难之曰：既慢风，不当以全蝎辈搜之。而南附汤中亦用全蝎，慢惊反张，又取蝎附散，何也？不然，予岂舍全蝎而不用，当视儿之虚实如何耳！始用之不验，觉其日虚，便当峻补，不可因其未效而愈攻之。自非胸中有活法者，非易语此。大凡小儿用下药，须是审其实则可。缘近世小儿怯弱，与古之婴孩不同。谨之！谨之！而药之圆数钱重，当增而服之方应。及观王氏论大人小儿之病，以回气、脐风、夜啼、重舌、变蒸、客忤、惊痫、解颅、魑魅病、疳气，不行数证，谓大人无之。然小儿之病与大人异者，亦多有之。固不止此，而以客忤、惊痫为大人无之，何不审也。若夫回气一证，前此则未闻也。

大青膏 治小儿伤风，吐泻，身温，凉热。

天麻 青黛各一钱 白附一钱半 蝎尾去毒 乌梢蛇肉酒浸焙干。各半钱 朱砂 天竺黄 麝香各一字

右细末，生蜜和成膏。每服半皂子至一皂子大，月中儿粳米大，同牛黄膏，温薄荷水化，一处服之。五岁已上，同甘露散服。

观音救命散 治小儿热泻。

木香一钱 川连一两

右以水三碗煮干，去连，只以木香焙干为末，分三服或两服。量儿大小与之，加灯草数茎各长四寸，枣子一枚，煎汤调下，乳食煎服。

戊己圆 治小儿脾受湿气，泄利不止，脐腹刺痛。或挟热而泻，或疳气下痢，并宜服之。

白芍药 黄连去须。各二两 吴茱萸半两

右为末，面糊为圆如黍米大。量儿大小随意加减，温米饮下，乳食前服。

人参汤 治小儿吐利，躁渴不解，昏困多睡，乳食减少。

白茯苓 人参去芦。各一两 干葛二两 木香 藿香叶 甘草炙。各一分

右㕮散。每服一钱，水一中盏，煎减半。去滓，温服，不拘时候。

参苏饮子 治小儿伏热吐泻，虚烦闷乱，引饮不止。

人参_{去芦} 白术 白茯苓 甘草_炙 紫苏叶 干木瓜 香薷叶 厚朴_{去粗皮，姜制，炒} 半夏曲 白藊豆_{微炒} 陈橘红_{各等分}

右剉散。每服二钱，水一盏，煎至七分。去滓，温服，不拘时候。

史君子圆 治小儿疳泻枯瘦。

史君子_{去壳，一两} 厚朴_{去粗皮，姜制，炒} 诃子_{炮，取肉} 橘红 青黛_{各半两}

右为末，炼蜜丸如鸡头大。一岁儿服一丸，粥饮化下。只作散子，每服一钱，粥饮调下，亦得此方。稍凉有积热者，可服。

六神散 治小儿胃气不和，水泻不止。

拣参 白术 白茯苓 白藊豆_炒 山药_{炒。各一两} 甘草_{炙，半两}

右细末。每服半钱，水六分盏，姜二片，枣一枚，煎四分。温服，不拘时。

镇心圆 小儿惊热痰盛。

甜消_{白者} 人参 朱砂_{各一两} 甘草_炙 寒水石_{烧。各一两半} 干山药 白茯苓_{各二两} 龙脑 麝香_{各一钱，三味并研细}

右为末，熟蜜丸鸡头大。如要红，入坯子胭脂二钱。温水化下半丸至一二丸，食后服。

辰砂圆 治小儿惊风，涎盛潮作，及胃热吐逆不止。

辰砂_{别研} 水银砂子 生犀末 天麻 白僵蚕_{酒炒} 蝉壳_{去头、足} 麻黄_{去节秤} 天南星_{汤浸七次，切，焙干} 干蝎_{去毒，炒。各一分} 牛黄 龙脑 麝香_{各半钱，别研}

右为末，再研匀，熟蜜丸绿豆大，朱砂为衣。每服一二丸，或五七丸，食后服之，煎薄荷[1]汤送下。

抱龙圆 治惊风潮搐及伤风温疫，身热昏睡，气粗风热，痰实壅嗽。蛊毒中暑，沐浴后并可服。壮实小儿，宜时与服之。

---

[1] 薄荷：原作"蒪荷"，二字均为稀见字。据《证类本草》卷二十八"薄荷"条，改为正名。

天南星腊月酿牛胆中，阴干百日。如无，只将生者去皮、脐，剉，炒熟用，然熟不及酿者。秤四两　辰砂别研　麝香别研，各半两　雄黄水飞，一分

右细末，煮甘草水和丸皂子大。温水化下服之。百日小儿每丸分作三四服，五岁一二丸，大人三五丸。亦治室女白带，伏暑用盐少许，细嚼一二丸，新水送下。腊月中雪水煮甘草和药优佳。一法，用浆水或新水浸天南星三日，候透软，煮三五沸，取出，乘软切去皮，只取白软者，薄切，焙干，炒黄也。取末八两，以甘草二两半，拍破，用水二碗，浸一宿，慢火煮至半碗，去滓，旋旋添入天南星末，慢研之。令甘草水尽，入余药。

利惊圆　治小儿急惊，身热，面赤引饮，口中气热，大小便黄赤而发搐者。

轻粉　青黛各一钱　天竺黄二钱　黑牵牛末半两，生用

右同研匀，蜜为丸如豌豆大。一岁一丸，温薄荷水下，食后服。

人参散　治小儿慢脾风，神昏。此药醒风去痰，极妙。

天南星一两，切用，姜汁、水各用一半盏，煮，存性　人参半两

右细末。水一盏，煎一钱，生姜二片，冬瓜子仁擂细，一匙头，同煎去半，分作三两服。

南附汤　治小儿泄泻虚脱，致虚风生，名慢脾风，及服冷药过多者。

天南星　生附子各一钱　全蝎三个或一只，不剪

右剉散。作一剂，水一大盏，生姜七片，煎至半盏。去滓，遂旋温服，不拘时。

丁附汤　治小儿吐泻，作慢惊风。

附子炮，去皮、脐，半个

右剉散，每服一钱，水一大盏，生姜五片，丁香五粒，煎至五分。灌之令睡，醒来安乐，神妙。急切无丁香亦得。

二神丹　一名青金丹。治小儿泻后作慢惊风。

青州白丸子　金液丹各等分，为末

右泡蒸饼糊为圆如绿豆大，温熟水下。未能吃者，清米饮调服。凡痰多者，加白圆子末；泻多者，加金液丹末。证候退，即以六神散调补。小儿胸膈痰喘吐逆，欲生风者，及作泄泻，并宜治之。

芎活汤 治小儿急惊风，角弓反张。

人参　黄芩　杏仁去皮、尖　石膏各半钱　麻黄　甘草　桂心　芎䓖　干葛　升麻　当归　独活各二钱

右剉散。每服二钱，水一盏，生姜二片，煎至八分。去滓，温服，不拘时。

蝎附散 治小儿吐泻日久，或大病后生风，时发搐搦，目睛斜视，手足瘛疭，冒闷昏塞，身体强硬，角弓反张。

南星一枚，重二两者，打碎　附子一枚，重七钱者，生，去皮、脐，剉

以上两味，用生姜四两取汁，入好酒二盏，于银石器中同煮，令汁尽，焙干，为末。

白附子七枚，炮裂　全蝎七枚，微炒，去毒　代赭石二两，火煅，为末　辰砂半两

右为细末，入脑子、麝香各一钱，研匀。每服一字，用酸浆水半盏，入麻油两滴，冬瓜子三粒，同煎三五沸，放冷约一茶脚许，调服。候少时，再一服。如无浆水并冬瓜子，只用薄荷汤调服亦得，不拘时候。

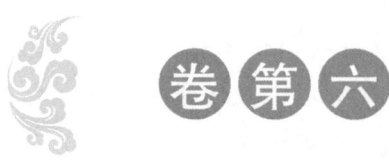

论养正丹

所用之药,若水银、黑铅则性寒,朱砂则性微寒,独硫黄性大热。以一热而制三寒,人遂疑其有利性。要知此药不可以治虚冷,其功在于坠痰,升降二气而已。然又非伏火,则可冷可热。如病之危笃,欲倚此以回阳,未见其可也。王氏论脚气入腹冲心而见呕逆者,欲即此丹与黑锡、来复辈利之,且议《千金》用大黄寒药为非。殊不知三丹性不同,而皆非疏利之剂。使养正,硫黄不曾走失,又乌可谓有利性。信如其言用之,则风湿补住,大便愈不能通,其祸可立而俟。况脚气有冷热不同,如阳实风毒之证皆热也,安得不用大黄?阴虚湿毒之证皆冷也,而大黄去非其宜。王氏不明夫冷热之用,而一律言之,岂不误天下耶!又云:凡治呕吐,先以加味感应圆微利之,次用此药及半硫圆,不知呕吐有寒热二证,养正性平,而非利剂。感应、半硫性皆热,止可治胃寒而吐者。若胃热服之,则愈增剧矣!若夫尊年之人,大腑寒秘,却宜服半硫圆。而养正、黑锡,非其治也。

论来复丹

亦升降心肾之剂,其用药则稍温于养正丹。硫黄性大热,玄精、灵脂性皆温,而陈皮、青皮则性平,独消石之性寒耳。本方治上实下虚,气闭痰厥,心腹冷痛,脏腑虚滑等疾。王氏乃谓诸石既寒,佐以橘皮,其性疏快,硫黄且能利人。若作暖药用以止泻,误矣!殊不知消石之性虽寒,而余药多温热,一寒岂能胜众热哉!兼橘皮本条云止泄,金液丹乃独体硫黄，其治虚滑下利，最为有准。本条亦未尝有通利大肠之说。独《海药[1]》记云：硫黄主老人风秘。夫老人府藏虚寒，血气涩滞，所以大便多秘。硫黄大热，服此可使府藏温和，气血流行，糟粕亦自然而通。非谓硫黄本性能利也。王氏乃欲即此为通大便之药，反指他人为误！而不知自己之实误。良可哂哉！如黑锡丹，又非养正、来复之比，此丹有阳起石、肉豆蔻、胡芦巴、金铃子、茴香、破故纸以补下，有沉香、木香以理气，有附子、肉桂以去风寒，此正补暖之药。谓其有利性，可乎？间有服之而利者，必其丹头硫黄走失，黑铅独存，不然则食肉所致也。《本事方》减阳起石、肉桂，加巴戟，而附子与补下药则头高[2]，此方亦佳。若《杨氏方》则去胡芦巴、阳起石、沉香、肉桂，功力稍轻。要知，无出《局方》者。尽善人全在煅炼丹头之得法也。

论震灵丹

用药八味，冷热相半，四味经煅，四味生用，此乃平补之剂，与他丹僭燥者不同。王氏以《局方》汤使简略，乃分条治之，然所撰汤使有数项，未惬人意。如带下赤白，当煎艾汤下，不当加醋煎。男子遗精白浊不同，详载四七汤，论中遗精者熟水调白茯苓末下亦可；如治白浊肾虚寒者，以盐酒下；脾虚弱者，以米饮下可也。老人血痢，当以乌梅汤及盐白梅汤下，不当用淡晒白梅。本草所云：白梅乃淡晒者，能点痣蚀恶肉耳，未尝治痢。王氏何因而用此？若欲用须是用盐者。《局方》云：妇人醋汤下，未晓其义。而王氏乃推广之，云：妇人应是虚损，或失血之后，常服当用醋汤。不知醋之为物，切在行血，岂虚损与失血之

---

[1] 海药：即《海药本草》，本草书，6卷。唐末至五代人李珣约撰于10世纪初。该书载海外药物，故名海药。原书佚，惟《证类本草》存其佚文百余条。
[2] 而附子与补下药则头高：高，原作"面"，抄者改字符示意当作"高"。然此句文义亦不通，存疑待考。《普济本事方》卷二"黑锡圆"由黑铅、硫黄各三两，结砂子，舶上茴香、附子、胡芦巴、破故纸、川楝肉、肉豆蔻各一两，巴戟、木香、沉香各半两，十二味组成。

后所宜哉！亦当用艾汤下，艾性温而止血故也。若中风瘫缓，手足不遂，骨节疼痛者，乳香、没药酒下。冲恶心腹痛，或吐泻，并可以炒艾汤下。

论苏合香圆

辟邪气，通经血，治冲恶吐泻，心腹绞痛，凡气晕卒中之疾，悉能疗之。如因怒气中暑者，可以数圆，煎六合汤磨服，立效。或痰饮失节，不可入药，则煎二陈汤磨服，胸火随即开快。但平日虚羸之人，或有仓卒之患，未免用此。服之中病则已，不可太过，恐耗元气。王氏乃云：市肆所卖，多是脑子，当于火上辟云，益见其谬。龙脑、脑子初非二物，在本草谓之龙脑，俗称谓之脑子。兼一切香药，忌见火，恐香气走脱。王氏乃欲以火辟去，果何所见？又欲以此治用心过度，夜睡不安。夫用心过度则人虚，此药耗气，即非平补之剂，安可服之！当服《局方》妙香散足矣。

论感应圆

无出于《局方》者，盖以其巴豆去油，虽老耋幼稚，能可服之。古方不去油者，必熬令黄黑，或与水煮六七度，或用麻油并酒煮之，皆所以制其油之毒，然后方用。王氏既不去油，又劝用之。少壮者尤可服，虚弱者岂所宜。今人好奇不守本方，或加槟榔、澄茄，或加诃子、青皮，或加三棱、莪茂，俱不及《局方》之善。《局方》以油、蜡[1]和之成剂，而用油之法，视四季增损，欲其易于克化。近有用全蜡匿者，其说在于不污手。不知蜡入肠胃，卒难消化，而况加他药，功力岂

---

[1] 油蜡：《和剂局方》卷三"感应丸"用好酒溶好蜡，和合时再加清油，故云"以油蜡和之成剂"。

若《局方》者之专哉！王氏谓可治恶心呕吐，全不纳食，用此药微微利动，方服温脾之剂。不思呕吐，有冷热二证，胃冷者，可用此。胃热者，服之反剧，当与竹茹汤可也。又云：治赤白痢疾，脐腹疗痛，先以加巴豆感应圆微利之，次方断下。不知痢有多种，而积痢可用此法。若夫赤痢而服此，岂不败乃事哉！

论消暑圆

治心经受暑生痰，痰盛上攻，头疼发热，服他药不效者，可煎六和汤下之立愈。《局方》中本无此方，乃《百一选方》黄龙圆也。《三因》于此方加茯苓，而王氏因之俱不言茯苓当用何者。然白者补而赤者利，当用赤者为是。如此则可以佐半夏利热痰于小肠中去。今市肆所卖者，多以乌梅肉代半夏，是虽足以止一时之渴，而其痰未易以除。须依方亲制服之，不然则择其无乌梅气味者斯可矣。若治冒暑伏热，心膈燥闷，饮水过度者，龙须散实为要剂。

黄龙圆 治中暑头疼呕逆。

半夏半斤，用酽醋一斗，浸三日，入银器中，慢火熬令醋尽，取出，以新汲水一洗，晒干　甘草一两

右为末，生姜自然汁和丸如梧桐子大。食后，新汲水下五十丸。

龙须散 治冒暑伏热，心膈燥闷，饮水过度。

白矾一两，枯　甘草一两半，炙　五倍子　飞罗面　乌梅去仁，不去核。各二两

右细末。每服三钱，新汲水调下。此方即吕显谟家濯热散。

论红圆子

理脾开胃，下气逐血，破癥瘕积聚，为效甚速。旧方有矾红、阿魏，今去之矣。三棱又难得真，所以功不逮前。而消酒进食，可以常

服。但土朱性寒，欲为衣，须炒过可也。王氏乃云：脾寒疟疾，生姜橘皮汤下。然疟亦多种，而脾寒食疟用之则当，若热疟则不宜服。酒疸、谷疸，遍身皆黄，大麦煎饮下。如谷疸则可，酒疸非凉剂不可也。又为妊妇恶阻不食，欲以此同二陈汤服之，开后世尝试之门，为害不浅。妨胎之药，古人禁之甚严，间用一二轻者，尤自不稳，况欲兼而用之。半夏堕胎，今人治产前病常用之，此犹庶几。三棱落胎，消恶血，通月经；莪茂亦通月经，消瘀血，如数药并进，乌保其无患，兼胃热者尤不可服。王氏于增损四物汤后云：古方治恶阻以茯苓圆、茯苓汤，内有地黄、竹茹、川芎辈，安能定呕？服之愈见增极，其意以三者性皆寒也。岂知地黄之熟者性则温，然滞脾气，去之为是。川芎性亦温，能治一切气，补一切劳，用之何害？独竹茹性寒，可以治热呕，又何为不可。王氏不审，轻于立言，每每若此，曾无一人以极其失，岂后之学者，皆若人耶！胃热而阻，可服八味竹茹汤；无热证者，人参散主之。

八味竹茹汤 治妇人初妊择食呕逆，头痛颠倒，寒热间作，四肢不和，烦闷。

人参　白术　麦门冬去心　橘红各一两　厚朴去皮，姜汁制　赤茯苓各半两　甘草炙，一分　淡竹茹一块，如弹子大

右剉散。每服四钱，水一盏半，入生姜五片，同煎至八分。去滓温服，不时频服。

人参散 治初娠恶食呕逆。

人参一两　枳壳去穰，麸炒，三分　甘草炙　厚朴去皮，姜汁浸炙。各半两

右剉散。每服四盏，水一盏半，生姜弹子大一块，拍破，同煎至七分。去滓温服，不拘时。

论青州白圆子

《局方》治风痰及洗头风，妇人血风，小儿惊风，悉皆主之。《百

一选方》加天麻、干蝎、僵蚕、川姜，名加减青州白圆子，兼治喘嗽，咯血，胸膈满闷，为效尤捷。王氏乃云：咳嗽痰实，咽喉作声，老人、小儿皆宜服之。不知上焦有热者服此剂则愈甚，有孕妇人尤不当服。以川乌、南星、半夏，皆妨胎之药故也。如痰热当以玉液圆、金珠化痰圆与之。

玉液圆 治风壅，化痰涎，利咽膈，清头目，除咳嗽止烦热。

半夏汤，七次　白矾枯。各一两　寒水石烧通赤，出火毒，研，水飞过，秤三两

右合研，以白面糊为丸如梧桐子大。每服三十丸，温生姜汤下，食后临卧服。

金珠化痰圆 治痰热，安神志，除头痛眩晕，心忪恍惚，胸膈烦闷，涕唾稠黏，痰实咳嗽，咽嗌不利。

金箔二十片，为衣　辰砂飞，研，二两　铅白霜细研　皂荚子仁炒黄　白矾光明者，于石铁器内，熬令汁尽，别研　天竺黄研。各二两　生白龙脑细研，半两　半夏汤洗七次，用生姜二两，洗刮去皮，同捣细，捏作饼子，炙微黄色，秤四两

右以半夏、皂荚子仁为末，与诸药同样拌研令匀，生姜汁煮，以面糊为丸如梧桐子大。每服三十丸，生姜汤下，食后、临卧服。

论如圣饼子

《局方》治气厥，上盛下虚，痰饮风寒伏留阳经，偏正头疼，痛连脑巅，吐逆恶心，目瞑耳聋，常服清头目，消风化痰，暖胃，每服五饼。同荆芥细嚼，茶酒任下，乃不言饼之大小。王氏易以姜汤下二十饼，亦不言其大小如何[1]。肆所卖者，欲见片数之多，而为饼甚小，使服者无准。若自修制可圆如樱桃大，然后捺饼，每用十饼，服之方

---

[1] 不言其大小如何：此评不确。《易简方》"如圣饼子"方后制药法云："右为细末，汤浸蒸饼和圆如鸡头大，捻作饼子，晒干。"明言"如鸡头大"。

应。王氏因《局方》有暖胃之说，遂云疗脾胃饮食所伤，温中快膈，尤得其宜。殊不知《局方》所谓暖胃者，正恐寒痰在于胃脘，服此则可以去之，初不为饮食所伤设也。不然，则天麻、防风辈，岂消积化食之药耶！饮食所伤者，则木香橘皮圆主之。伤寒汗后，头疼者，宜服白龙圆。此药尤治风蚛牙疼，研为细末，干揩痛处，后用盐汤漱灌，更以葱茶嚼下即愈。

木香橘皮圆 治脾胃虚弱，饮食所伤，久不消化，或成泄泻，及气不升降，常服温脾暖胃，快气进食。

荆三棱炮，切 蓬莪茂炮，切 黑牵牛微炒 乌梅连核用 青皮去白 橘红各一两 缩砂仁 肉桂去粗皮。各半两 木香 丁香各一分

右细末，醋糊为圆如梧桐子大。每服三十圆，食后临卧熟水米饮任下。

白龙圆 治男子妇人一切风，遍身疮癣，手足顽麻，偏正头疼，鼻塞脑闷，大解伤寒及头风。

川芎 藁本 细辛 白芷 甘草各等分

右为末，用药一两，入煅了石膏末四两，水搜为圆，每两作八圆。每服一圆，食后薄荷汤嚼下。风蚛牙疼，一圆分为三服，研为末，干揩疼处，后用盐汤漱灌，更用葱茶嚼下。

论大已寒圆

乃二姜圆，加官桂、荜拨。《局方》云：治脏腑虚弱，心腹疼痛，泄泻肠鸣，伤寒阴证，四肢怠惰。王氏取之，既言治滑而下利，又言治泄泻肠鸣；既言治泄泻肠鸣，复言治大便溏泄，时复下利，言之数四，不惮其烦。而不知其大能治心脾疼、霍乱等疾。如以其攻治冷泻，则此药大燥，曾不若附子理中圆用药之妙也。

附子理中圆 治脾胃虚弱，寒湿乘之，腹痛肠鸣，泄泻不止，或胸膈逆满，噎塞不通，呕吐冷痰，饮食不下，并宜服之。

附子生，去皮、脐　干姜炮　人参　白术各一两　甘草炙，半两

右为末，炼蜜为圆，每两作十圆。每服一圆，食前沸汤化下，嚼破服亦得。或圆如梧桐子服，并得。

施　跋[1]

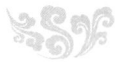

　　医家著书立言以贻世，而脉理精微，难以遂解，要当明示其虚实冷热之证，使人易于适从可也。王氏此方，名曰《易简》，士大夫往往以便于观览，故多取之。然其于虚实冷热之证，无所区别，谓之为简，无乃太简乎！此予续论之作所以不能自已也。区区管见若此，焉知后人之不我是耶？

淳祐癸卯夏五逾旬[2]敬书于寓室桂堂

天明癸卯六月念[3]　　出羽　潮越　佐藤长纯　钞
　　　　　　　　　　八月念四日　与山子恭　校正
　　　　　　　　　　　　　　　　丹波简[4]　识

---

［1］施跋：二字原无。校释者补出。
［2］夏五逾旬：即入夏后第五个十天，即可能是五月中旬。
［3］念：即廿。下文"念四"之"念"同，不另注。
［4］丹波简：即日本著名汉医学家丹波（多纪）元简。

精·选·海·外·珍·稀·中·医·方·书·十·种·校·释

易 简 方

[宋] 王　硕　撰

张志斌　陈　晓　校释

《易简方》目录

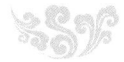

㕮咀生药料三十品性治 …………………… 88
  人参 ………………………………………… 88
  甘草 ………………………………………… 88
  附子 ………………………………………… 88
  白茯苓 ……………………………………… 88
  白术 ………………………………………… 88
  南木香 ……………………………………… 88
  丁香 ………………………………………… 89
  半夏 ………………………………………… 89
  南星 ………………………………………… 89
  草果 ………………………………………… 89
  桂 …………………………………………… 89
  干姜 ………………………………………… 89
  橘红 ………………………………………… 89
  枳实 ………………………………………… 90
  川芎䓖 ……………………………………… 90
  川乌 ………………………………………… 90
  当归 ………………………………………… 90
  白芍药 ……………………………………… 90
  苍术 ………………………………………… 90
  厚朴 ………………………………………… 90

藿香叶 ……………………………… 91
白芷 ………………………………… 91
五味子 ……………………………… 91
细辛 ………………………………… 91
桔梗 ………………………………… 91
干葛 ………………………………… 91
前胡 ………………………………… 91
柴胡 ………………………………… 92
麻黄 ………………………………… 92
黄芩 ………………………………… 92

增损饮子药三十方纲目 …………… 93

三生饮 ……………………………… 93
姜附汤 ……………………………… 93
附子汤 ……………………………… 93
生料五积散 ………………………… 93
养胃汤 ……………………………… 93
参苏饮 ……………………………… 93
柴胡汤 ……………………………… 93
真武汤 ……………………………… 93
四逆汤 ……………………………… 93
温胆汤 ……………………………… 94
增损缩脾饮 ………………………… 94
芎辛饮 ……………………………… 94
渗湿汤 ……………………………… 94
降气汤 ……………………………… 94
杏子汤 ……………………………… 94
理中汤 ……………………………… 94
建中汤 ……………………………… 94
四君子汤 …………………………… 94

  平胃散 …………………………………… 94

  二陈汤 …………………………………… 94

  四七汤 …………………………………… 94

  四兽饮 …………………………………… 94

  断下汤 …………………………………… 95

  胃风汤 …………………………………… 95

  芎归汤 …………………………………… 95

  枳壳汤 …………………………………… 95

  增损四物汤 ……………………………… 95

  逍遥散 …………………………………… 95

  惺惺散 …………………………………… 95

  白术散 …………………………………… 95

市肆圆[1]子药一十种纲目 ……………… 96

  养正丹 …………………………………… 96

  来复丹 …………………………………… 96

  震灵丹 …………………………………… 96

  苏合香圆 ………………………………… 96

  感应圆 …………………………………… 96

  消暑圆 …………………………………… 96

  红圆子 …………………………………… 96

  青州白圆子 ……………………………… 96

  如圣饼子 ………………………………… 96

  大已寒圆 ………………………………… 97

易简方论药目 …………………………… 98

  三生饮[2] ………………………………… 98

  姜附汤 …………………………………… 98

  附子汤 …………………………………… 98

---

[1] 圆：原作"丸"，据正文改。
[2] 三生饮：此及其后四十方原脱，据正文补。

生料五积散 … 98

养胃汤 … 98

参苏饮 … 98

柴胡汤 … 98

真武汤 … 99

四逆汤 … 99

温胆汤 … 99

增损缩脾饮 … 99

芎辛汤 … 99

渗湿汤 … 99

降气汤 … 99

杏子汤 … 99

理中汤 … 99

建中汤 … 99

四君子汤 … 100

平胃散 … 100

二陈汤 … 100

四七汤 … 100

四兽饮 … 100

断下汤 … 100

胃风汤 … 100

芎归汤 … 100

枳壳汤 … 100

增损四物汤 … 100

逍遥散 … 101

惺惺散 … 101

白术散 … 101

养正丹 … 101

来复丹 … 101

震灵丹 …………………………………………… 101

苏合香圆 ………………………………………… 101

感应圆 …………………………………………… 101

消暑圆 …………………………………………… 101

红圆子 …………………………………………… 101

青州白圆子 ……………………………………… 102

如圣饼子 ………………………………………… 102

大已寒圆 ………………………………………… 102

校正注方真本易简方论 ………………………… 103

增损饮子治法三十首[1] ………………………… 103

三生饮_{附星香散　附香散　醒风汤　小续命汤} ……… 103

姜附汤_{附白通汤　生附白术汤　附子麻黄汤} ……… 104

附子汤_{附附子八物汤　增损术附汤　茯苓白术汤} … 104

生料五积散_{附升麻和气饮　败毒散} …………… 105

养胃汤_{附十味养胃汤　不换金正气散　藿香正气散} … 106

参苏饮_{附茯苓补心汤　青木香汤} ……………… 107

柴胡汤_{附大柴胡汤} ……………………………… 108

真武汤 …………………………………………… 109

四逆汤_{附桂枝汤　附子散} ……………………… 110

温胆汤_{附竹叶石膏汤　既济汤} ………………… 110

增损缩脾饮_{附香薷饮　五苓散　白虎汤} ……… 111

芎辛汤_{附必效散　芎术除眩汤} ………………… 112

渗湿汤_{附肾着汤} ………………………………… 113

降气汤_{附神功圆　三黄圆　石南圆　木瓜圆　大降气汤}
 ………………………………………………… 114

杏子汤_{附小青龙汤　麻黄汤　平气饮} ………… 115

理中汤_{附附子理中汤　黄芪建中汤　当归建中汤} … 116

---

[1] 增损饮子治法三十首：此下标题下小字注，正文没有，因其下各方名均散于行文中，存此作为文献参考，不与正文强作统一。

建中汤[1] ······ 117

四君子汤[2] 附异功散　甘桂汤　六君子汤　加味四柱散
　加味四君子汤 ······ 118

平胃散附六味平胃散　八味胃散　去术平胃散　草果平胃散
　······ 119

二陈汤附半硫圆　不煮半夏圆　枳实半夏汤　丁香茯苓汤
　白术半夏汤 ······ 119

四七汤 ······ 121

四兽饮附快脾饮　驱疟饮　七宝汤　七枣汤 ······ 121

断下汤附水煮木香圆　参苓白术散 ······ 122

胃风汤附十补汤　玄兔煎 ······ 124

芎归汤附桂香饮　乌金散　顺元汤　芍药顺元汤 ······ 124

枳壳汤附大圣散　小温经汤 ······ 126

增损四物汤附六合汤　胶艾汤　四神汤　黑神散 ······ 127

逍遥饮[3]附人参散　十四味建中汤　乐令汤　养荣汤
　双和汤 ······ 128

惺惺散附紫霜圆　升麻汤　消毒饮　四圣散　如圣饮
　四顺饮 ······ 130

白术散附香莲圆　增损白术散　理中圆　金液丹　益黄散
　大青膏　夺命丹　睡惊圆　镇心圆　六神汤 ······ 131

市肆圆药治法 ······ 133

养正丹 ······ 133

来复丹 ······ 134

震灵丹 ······ 135

苏合香圆 ······ 135

感应圆 ······ 136

---

[1] 建中汤：原脱，据正文补。
[2] 四君子汤：此四字及其后附方原脱。今据"增损饮子治法三十首"正文补。
[3] 饮：原作"散"，据正文改。

消暑圆 …………………………………… 138
红圆子 …………………………………… 139
青州白圆子 ……………………………… 140
如圣饼子 ………………………………… 141
大已寒圆 ………………………………… 141

易简方论叙

医言神圣工巧，尚矣。然有可传者，有不可传者。就其可传者言之，其略则当先胗脉，次参以病，然后知为何证，始可施以治法。古人所谓"脉病证治"四者是也。如头疼发热，人总谓之感冒。不知其脉浮盛，其病恶风自汗，其证则曰伤风，治法当用桂枝[1]；若其脉紧盛，其病恶寒无汗，其证则曰伤寒，治法当用麻黄；风寒证交攻，则两药兼用。倘脉之不察，证之莫辨，投伤寒以桂枝，投伤风以麻黄，用药一误，祸不旋踵。又况六淫外感，七情内贼，停寒蕴热，痰饮积聚，交互为患，证候多端。亦有证同而病异，证异而病同者，尤难概举。若欲分析门类，明别是非，的用何药，谁不愿此？奈何素不知脉，况自古方论，已不可胜纪，宁能不惑于治法之众？将必至于尝试而后已。用药颠错，诸证蜂起，殆有甚于桂枝、麻黄之误。古语有之"看方三年，无病可治；治病三年，无药可疗"，正谓是也。故莫若从事于简要。今取常用之方，凡一剂而可以外候兼用者，详著其义于篇，庶几一览而知。纵病有相类，而证或不同，亦可均以治疗。假如中风，昏不知人，四肢不收，六脉沉伏，亦可[2]脉随气奔，指下洪盛。当是之时，脉亦难别，徒具诸方，何者为对？加之有中寒、中暑、中湿、中气、痰厥、饮厥之类，证大不同，而外候则一。急欲求其要领，则皆由内蓄痰涎，因有所

---

[1] 桂枝：指《伤寒论》之桂枝汤。下文"麻黄"指麻黄汤，不另注。
[2] 可：天保本作"有"，亦可通。

中，发而为病。总治之法，无过下气豁痰，可解缓急。气下痰消，其人必苏。自余杂病，以类而求。其稍轻者，对方施治，自可获愈。或未全安，亦可藉此以俟招医。若夫城郭县镇，烟火相望，众医所聚，百药所备，尚可访问。其或[1]不然，道涂脩阻，宁无急难？仓皇斗捧[2]，即可辨集。今取方三十首，各有增损，备㕮咀[3]生料三十品及市肆常货圆药一十种。凡仓卒之病，易疗之疾，靡不悉具。惟虚劳、癫痫、劳瘵、癥瘕、渴、利等患，既难亟[4]愈，不复更录。是书之作，盖自大丞相葛公始辞国政，归休里第，命硕以常所验治方，抄其剂量大概，以备缓急之需。硕自惟么么不学[5]，辱丞相知遇，不敢辞也。已而士夫间，颇亦知之，不以其肤浅而访问者踵至。遂因已编类者，揭其纲目，更加辨析于其间，其略亦粗备矣。倘或可采[6]，敢不与卫生之家共之。

承节郎新差监临安府富阳县酒税务王硕述

[1] 或：原作"成"，天保刻本同，手批作"或"。人卫校点本据清重刻本改，义长，今同改。
[2] 斗捧：斗，用作"兜"，指拼合、凑拢；捧，意为两手合托。斗捧，指拼凑而合用。
[3] 㕮咀：古代将药物砍切成小颗粒，方便使用的方法。此则泛指炮制。
[4] 亟：原作"丞"。天保刻本同。人卫校点本据清重刻本改，义长，今同改。
[5] 么么不学：么么，指微小；不学，指没有学问。此乃自谦之辞。
[6] 采：原作"未"，天保刻本同，手批作"采"。据《中国医籍考》卷四十八改。

重刻易简方叙

宋王德肤《易简方》，盖其法易而其方简，对证施药，运用之妙，犹于指掌。余家旧藏施政卿所著《续易简方》，而未观此书久已，为遗恨耳。乃探诸天禄石渠[1]之秘，索之二酉石室[2]之藏，皆莫得焉。先是余读平安甲《慎斋医方纪原》[3]，因知其家独藏之。企望之思不止，然无由苇航[4]矣。会其门人丰玄甫者，颇好学，每陪藩侯东。东则过余庐，偶谈及此，因使玄甫绍解[5]而乞借焉。甲即许诺，而令玄甫更赍之千金[6]。余得而写已，藏焉拱璧，不啻十袭之秘[7]。时有望子鹄者，从余而学。有附骥志，乃谓曰：世鲜古方书，冀刻而与同志者俱之，可乎？余乃然其焉。然此书也，出人所秘，吾岂敢？遂再令玄甫告

[1] 天禄石渠：指汉代宫内的两个藏书阁，天禄阁与石渠阁。此泛指藏书之处。
[2] 二酉石室：指的是中国历史上著名的藏书之地，位于今湖南省沅陵县西北的大酉山和小酉山。此二地因藏书丰富而得名"二酉"。相传，在秦始皇焚书坑儒时期，有儒生为了保护珍贵的书籍，将大量典籍藏于这两座山的石洞中，使之得以保存。后来，"二酉"成为了藏书丰富而可靠的代名词。
[3] 平安甲慎斋医方纪原：平安甲乃日本人，《慎斋医方纪原》或为日本藏书。核我国古今书志未见此书。明代我国有医学家周之干，号慎斋，宛陵（今安徽宣城）人。著《慎斋三书》，并弟子摘录之《慎斋遗书》等，未见有《慎斋医方纪原》。据此序下文云"慎斋博洽多识，洛阳巨擘"，故恐非周之干。天保本作"健斋"，下文亦同，或此本校勘者有意为之？存疑。
[4] 苇航：出于明代文学家、书画家徐渭的《镜湖竹枝词》"杏子红衫一女郎，郁金衣带一苇航"，形容盛装红衣女子坐在小船上，"苇航"即指小船。此引申为引渡、介绍。
[5] 绍解：指介绍并解释原由。
[6] 金：天保本作"里"，不取。
[7] 十袭之秘：出自《艺文类聚》卷六的一个典故，云宋国一愚人得到一块燕石，误以为是宝物，用十层革匮和十层缇巾包裹起来珍藏，后来被周客识破，发现只是一块普通的石头。因此，"十袭之秘"可以理解为非常珍贵，且被严密保护的秘密或宝物。

其故，则亦复许诺焉。于是乎，余许子鹄刻等。为世好便简，为巾箱云。《易》云：易则易知，简则易从。呜乎，《易简》之名得哉！夫慎斋博洽多识，洛阳巨擘云，方今至使吾党终遂其愿，不亦求志隐君子乎。乃为之序尔。

宽延改元冬十一月鹿门望三英识

哎咀生药料三十品性治

人参_{去芦} 味甘，微寒、微温，无毒。主补五脏，安神定魄，止惊悸，除邪气，调中进食，止消渴烦闷，疗咳嗽喘急。

治蜂虿螫人，嚼而封之。

甘草_{炙黄} 味甘，平，无毒。主五脏六腑寒热邪气，坚筋骨，长肌肉，止烦闷惊悸，通九窍，利百脉。

中附子、巴豆毒及百药毒，并饮馔中毒者，甘草煎汤饮之。

附子_{去皮、脐} 味辛、甘，温、大热，有大毒。主风寒湿，湿气伤中经络，破癥，堕胎，腰脚冷痛，邪气入腹，霍乱吐泻，伤寒下利。

治耳聋，醋浸，削如小指大，纳耳中。

白茯苓_{去黑皮} 味甘，平，无毒。主胸胁逆气，心下怔忡，利痰饮，通小便，止好唾，退水肿，定呕吐。疗惊悸健忘。

治面䵟及产妇黑疱如雀卵色，为末，蜜和傅之。

白术_{择不油者} 味苦、甘，温，无毒。主风寒湿痹，止汗消谷，疗风眩头疼，消痰水，治水肿，除心下急满，霍乱吐利。

治中寒湿口噤不知人者，用酒煎，连进数服。

南木香_{不见火} 味辛，温，无毒。主邪气，辟毒疫，强志益气，妇人血痛，心痛，冷气痃癖，气块胀痛，止泻止利。

治胡臭，醋浸，置腋下夹之，即愈。

丁香[1]去枝　主温脾胃，止霍乱，冷气腹痛，杀酒毒，定呕吐，温中快膈。

治干霍乱，不吐不下，用拾肆枚，为末，热汤一大盏，调之顿服。不差者，再服之。

半夏汤洗七次　味辛，平，生微寒，熟温[2]，有毒。主伤寒寒热，心下坚，消痰开胃，进食定吐，下气，消痈肿，止咳嗽。

治自缢、墙压、溺水、鬼魇[3]、产乳，凡此五绝，为末，吹入鼻中。心温者可治。

南星汤洗七次　味苦、辛，有毒。主中风，化痰涎，治麻痹，下气破坚，散血堕胎，消痈肿，利胸膈。

治急中牙噤，为末，以中指点揩牙齿三五十指，候开，始得进药。

草果去皮　味辛，温，无毒。主温中，去恶气，止呕逆，定霍乱，消酒毒。

治赤白带下，去皮；入乳香一小块，用面裹，炮焦黄，和之，为末，米饮调服。

桂去皮，不见火　味甘、辛，大热，有小毒。温中，利肝肺气，心腹痛，伤风自汗，堕胎，通血脉，疗腹内冷气不可忍。

治产后腹中癥痛，并卒中痛，外肾偏肿疼痛，为末，汤、酒任意服。

干姜炮烈[4]，净洗　味辛，温、大热，无毒。主胸满，咳逆上气，温中，止血，止汗，逐风湿痹，肠澼下利，霍乱胀满，止唾血。

治鼻衄血，削令头尖，塞鼻中。

橘红去白，洗　味苦，温，无毒。主胸中瘕热，逆气，利水谷，下

---

[1] 丁香：原无性味。天保本同。
[2] 温：原脱。天保本手校者补出此字，今据补。
[3] 鬼魇：古病名。指以恶梦中被鬼怪压迫为主要表现的病证。"鬼魇不悟"出《千金要方》卷二十五。
[4] 烈：天保本同。通"裂"。《汉书·王莽传》："军人分烈（王）莽，身支（肢）节股骨脔分。"

气止呕，益脾消谷，疗上气咳嗽，破癥瘕痃癖。

治卒失声，浓煎汤升许，顿服。

枳实去穰，炒　味苦、酸，微寒，无毒。主风痒麻痹，除胸痞，痰癖，饮积，大便秘结，心腹结气，两胁虚胀。

治妇人阴肿坚痛，用半斤剉，炒令热，故帛裹熨，冷即易之。

川芎䓖不见火　味辛、温，无毒。主中风入脑，头痛，寒痹，筋挛缓急，治劳伤，补血，壮筋骨，疗失血并疮肿，排脓止痛。

治妊妇因有所伤，子死腹中，以为细末，酒调服。

川乌生，去皮　味辛、甘，大热，有大毒。主中风，恶风自汗，除寒湿痹，破积聚，消胸上痰，心腹冷痛，堕胎。

治风腰脚冷，痛痹疼痛，用三分，生，捣罗，酽醋调涂于故帛上傅之。

当归酒浸　味甘、辛，温、大温，无毒。主咳逆上气，虚劳寒热，妇人漏下，治疮疡，生肌肉。治一切风，一切□[1]，一切血，补一切劳。

治小儿脐风，疮久不差者，为末傅之。

白芍药洗去粉　味苦、甘，无毒。主邪气腹痛，除血痹，逐败血，利膀胱，消痈肿，除寒热，主时气脚气，去风补劳。

治金疮血不止，为末傅之；仍炒为末，米或酒任意调服。

苍术泔浸[2]　味苦、甘，无毒。主风寒湿痹，温中去饮，治一切风疾，五劳七伤，开胃进食，腰脚酸弱。

治中脘停饮，时或呕逆，不进食。去皮，米泔浸[2]七日，炼蜜为圆，熟水咽下。

厚朴姜制　味苦，温，大温，无毒。主中风伤寒，温中益气，厚肠

---

[1] 一切□：据《证类本草·当归》引《日华子》，此句作"治一切风，一切血，补一切劳"。无此三字。

[2] 浸：原作"进"。天保本同。《证类本草·术》引《本草衍义》云"苍术……气味辛烈，须米泔浸洗"。今据改，亦符合本条上文所言苍术的炮制方法为"泔浸"。

胃，开胃健脾，疗腹中胀满，妇人产前、产后，脏腑不调。

治月水不通，浓煎，每日三服，以效为度。

藿香叶去枝　味甘，微温，无毒。主脾胃呕逆，疗风水毒肿，去恶气，疗霍乱、心痛，温中快气。

治口臭上壅，去尘土，浓煎汤，时时灌漱。常用为妙。

白芷不见火　味辛，温，无毒。主女子漏下赤白，寒热头风，长肌肤，悦颜色，疗风邪，治痈疽，痔瘘，排脓止痛，去面䵟疵瘢。

治大人、小儿发丹及隐疹，煎汤润浥之。

五味子去枝　味辛，温，无毒。主益气，咳逆上气，强阴益精，除热，润肺生津，补虚，解酒毒，止烦渴。

五月宜用木杵臼捣，瓷瓶[1]中入少蜜，以沸汤投之，密封置火边。

细辛去苗　味辛，温，无毒。主咳逆，头痛，风湿痹痛，温中下气，消痰利水，除喉痹。

疗中风，不省人事，单用此，碾为细末，吹鼻中即苏。

桔梗去芦，炒　味辛、苦，微温，有少毒。主胸胁痛，腹满，肠鸣，补血气，除寒热，温中下气，去蛊毒，排脓，补内漏。

治喉痹及咽喉疼，浓煎服。

干葛新者　味甘，平，无毒。主消渴，解肌热。治热呕，疗诸痹，解诸毒及酒毒，治伤风寒，一切发热。

治金疮中风痉欲死，并一切去血不止，为末，酒调服。

前胡去苗　味苦，微寒，无毒。去痰[2]实，下气，治伤寒，开胃下食，疗骨节烦闷，能去热实，并时气内外俱热。

治小儿夜啼，为末，蜜圆，熟水下。

---

[1]瓶：原脱。天保本同。《证类本草·五味子》引《千金月令》云："五月宜服五味汤。取五味子一大合，以木杵臼细捣之，置小瓷瓶中，以百沸汤投之，入少蜜，即密封头，置火边良久，汤成堪饮。"本条此句显然为此"五味汤"的缩写，据补。

[2]痰：原作"疾"。天保刻本同，原校者旁批"痰"字。《证类本草·前胡》卷八引《别录》作"去痰实"，据改。

柴胡去苗　味苦，平、微寒，无毒。主心腹及肠胃中结气，积热，寒热[1]，推陈致新，伤寒烦热，五劳七伤。

治时气，内外热不解者，煮服之。

麻黄汤煮，去节　味苦，温、微温，无毒。主中风，伤寒，发表出汗，破癥坚积聚，通九窍，调血脉，疗咳嗽喘急。

治自汗，止汗用根、节，并故竹扇杵末，扑之。

黄芩去芦　味苦，平、大寒，无毒。主诸热黄疸，疗痰热及胃中热，去关节烦闷，女子血闭。

治五淋，单煮服。治火丹，为末，水调傅之。

是春堂注方善本　杨氏纯德堂重刊

---

[1] 积热寒热：《证类本草》卷六"茈胡"条引《神农本草经》作"饮食积聚，寒热邪气"。

增损饮子药三十方纲目

三生饮 治卒中，痰厥，饮厥，气虚眩晕，不省人事。

附：中气、中风、中寒、中湿、癫痫。

姜附汤 治中寒，阴证伤寒，发热下利。

附：霍乱吐泻转筋、厥逆、中风湿、中寒湿。

附子汤 治风寒暑气，合痹，腰脚酸疼。

附：劳倦体疼、历节风、寒湿相搏、中湿、发汗。

生料[1]**五积散** 治感冒发热，寒湿相搏，头项强痛，麻痹腰痛。

附：催生、产后发热、小肠气、脚气赤肿、疮疥。

养胃汤 治感冒发热，伤脾发热，余热头痛，瘴气，恶心。

附：发疟、寒疫。

参苏饮 治感冒风寒，一切发热，痰饮呕逆，小儿室女。

附：痰气中人、虚劳失血。

柴胡汤 治伤寒发热，劳复，热入血室，小儿温热。

附：伤寒诸症、咳嗽潮热、大小便秘、寒热如疟。

真武汤 治伤寒自利，汗后发热，心悸头眩，水停中脘。

附：大小便利、咳嗽、发热泄泻、虚劳、生气血。

四逆汤 治阴证伤寒，一切冷厥，发热下利。

附：伤寒诸证、脉不出、霍乱吐泻、气虚阳脱。

---

[1] 生料：原无。天保本同。据下文《易简方论药目》补。

温胆汤 治病后虚烦,惊悸,涎饮,不得睡。

附:伤寒坏证、呕吐、烦渴、结胸、吃逆。

增损[1]**缩脾饮** 治伏暑,烦渴,烦躁。

附:伤暑、发热头疼、霍乱吐泻、小便赤涩、中暑。

芎辛饮 治一切头疼,痰饮厥逆,头风。

附:眼睛疼、头重眩晕。

渗湿汤 治寒湿,溏泻,腰脚酸疼,伤湿。

附:脾胃虚寒、呕吐、腰重、腰疼。

降气汤 治上盛下虚,喘急中满,脚气上攻。

附:肿满、大便秘、老人上壅。

杏子汤 治咳嗽,咯血,痰饮。

附:感冒风寒、痰壅、喘急。

理中汤 治脾胃不和,病后调理,胸中有寒,霍乱诸证。

附:中寒湿、泄泻、结胸伤寒、中附子毒、吐衄血。

建中汤 治腹中切痛,发热自汗。

附:四肢疼痛、疝气入腹、病后劳倦、产后虚损。

四君子汤 治脾胃不和,停饮。

附:病后调理、目眩、元气虚、诸证下血。

平胃散 治脾胃不和,呕逆咽酸,霍乱。

附:辟寒湿气、中脘痞塞、病后调理、疟疾、黄疸。

二陈汤 治痰饮,头眩心悸,寒热,呕吐,脾寒。

附:病后调理、痁[2]疾、黄疸、妊妇吐食、瘕痛。

四七汤 治七气所伤,痰涎,喘急,呕逆。

附:白浊、气不升降、恶阻、腹满。

四兽饮 治疟疾,瘴疟。

---

[1]增损:原无。天保本同。据下文《易简方论药目》补。
[2]痁:原脱。天保本同。据本书下文《增损饮子治法三十条》中同名方补。

附：脾胃虚弱、劳疟。

断下汤　治赤痢，白痢。

附：泄泻、吐逆恶心、血痢、休息痢、禁口痢。

胃风汤　治胃受风湿，下血。

附：虚劳寒热、痰饮寒热。

芎归汤　治一切失血，失血眩晕，产前产后。

附：血虚寒热、崩中、肠风、赤白带下、诸证妄行。

枳壳汤　治缩胎易产，宽中下气，腹中诸疾。

附：冷气攻刺、肾气脚气、产后、经事不调、血闭。

增损[1]**四物汤**　治气血不足，产后失血，血虚寒热。

附：败血刺痛、安胎、血痢、产后进食、妊妇吐食。

逍遥散　治虚劳寒热，血虚寒热，室女骨蒸。

附：五心热、经血节闭、痰饮中节、灸膏肓。

惺惺散[2]　治小儿风热，疮疹，伤寒时气，一切发热。

附：伤食、倒靥、咽喉痛、积热、大小便秘。

白术散[3]　治小儿泄泻，烦渴。

附：呕吐、泻后虚损、慢惊风、暑月吐泻、伤食。

　　　　四明杨伯启见于平准库相对开置书籍总铺打发即行

　　　　　　　　　　　　　　　　收书君子幸鉴

---

[1] 增损：原脱。天保本同。据下文《易简方论药目》补。
[2] 惺惺散：原作"惶惶饮"。天保本同。据下文《易简方论药目》改。
[3] 散：原作"饮"。据目录改。

市肆圆子药一十种纲目

养正丹 治上盛下虚,反胃吐食,霍乱,中风。
附:喘急、脚气入腹、老人寒秘、眩晕。

来复丹 治中脘气闭,痰饮厥逆,呕吐,霍乱。
附:中暑、小儿慢惊、肾厥头疼、寒秘、心腹痛。

震灵丹 治虚损,泄,泄泻,痢疾,崩漏。
附:赤白带、盗汗、失血。

苏合香圆 治鬼疰客忤、卒心痛、妇人血痛、惊痫。
附:卒中、擤[1]扑内损、一切卒病、夜睡不宁、闷绝。

感应圆 治饮食所伤,胀满,霍乱。
附:饮气积气、邪气入腹、心腹痛、呕吐、赤白痢。

消暑圆 治中暑,烦躁,引饮。
附:伤暑头痛、痰饮停积、饮水过多。

红圆子 治脾积气,妇人血痛,脾劳,饮食不化。
附:中脘痞痛、黄疸、产后、癫痫、妊妇呕吐。

青州[2]白圆子 治风痰,麻痹,小儿惊风,妇人血风。
附:中风、咳嗽、白浊、癫痫、痰饮。

如圣饼子 治诸证头疼,头风,清头目。

---

[1]擤:原作"癫",据天保本改。
[2]青州:天保本同,据下文《市肆圆药治法》补。

附：伤寒头疼、温中快膈、痰饮。

大已寒圆 治久寒积冷，心腹㽲痛，泄泻，阴证伤寒。

附：中脘停寒、滑泄。

此书乃亲传真本，复加校正，与文肆所卖者，大相辽绝。补漏缺者二十余段，如降气汤、论疝气之类是也。论中多举《局方》等药而不载方，今并注其下，计三十余方，如小续命汤之类是也。若论中举其名，而方见于他段者，则不复更注，如白术酒、术附汤之类是也。至于市肆圆子，不曾该[1]载治疗、修合之法则，人欲自行修制者，必须参以《局方》而后可。今并该载其法，略无差缺，信为大备。家有其书，则凡遇疾病，一披阅之，了然毕见，且板小字净，水陆之间，便于携带，尤为尽美。旧刊工墨日勤，字画漫灭，今重刻梓，收书幸鉴。

---

[1] 该：原作"设"。据天保本改。该，通"赅"，详备、完备。

易简方论药目

三生饮　治卒中，痰气上壅。

附：星香散治气盛人卒中、附香饮治气虚人卒中、醒风汤治卒中风痰壅、小续命汤治卒中风，不省人事。

姜附汤　治中寒晕倒。

附：白通汤治伤寒发热、生附白术汤治中风湿、附子麻黄汤治中寒湿。

附子汤　治风寒湿合痹。

附：附子[1]八物汤治历节风、增损术附汤治履寒湿脾弱、茯苓白术汤治风湿入肌肤。

生料五积散　治感冒风寒。

附：升麻和气饮治疮疥癣、败毒散治感冒头痛项强。

养胃汤　治感寒伤冷。

附：十味养胃汤治感寒疫、不换金正气散治四时伤寒、藿香正气散宽中顺气。

参苏饮　治发热头疼。

附：茯苓补心汤治虚劳发热、青木香圆治阴癫肿痛。

柴胡汤　治伤寒瘟疫。

附：大柴胡汤治伤寒结热大便秘。

---

[1] 附子：原无。天保本同。据本书下文《增损饮子治法三十条》中"附子汤"补。下文增损术附汤、石膏竹叶汤前二字均同，不另注。

真武汤 治伤寒发热腹疼。

四逆汤 治阴证伤寒。

附：**桂枝汤**解伤寒、**附子散**治阴证伤寒无汗。

温胆汤 治虚烦不睡。

附：**石膏竹叶汤**治伤寒后余热、**既济汤**治伤寒下利发热。

增损缩脾饮 解伏热，消暑毒。

附：**香薷[1]饮**治伤暑发热头疼、**五苓散**治小便赤涩、**白虎汤**治中暑昏冈。

芎辛汤 治一切头疼。

附：**必效散**治一切头疼、**芎术除眩汤**治着湿头重眩晕。

渗湿汤 治寒湿所伤。

附：**肾著汤**治腰重冷疼。

降气汤[2] 治气滞痰实，脚气上壅。

附：**神功圆**治气壅风热、**三黄圆**治积热，大小便秘涩、**如圣饮**治咽疼、**神秘汤**治上气喘急不卧、**九宝汤**治喘疾不睡、**茱萸汤**治脚气上攻、**石南圆**治风毒脚弱少力、**木瓜圆**治干湿脚气。

杏子汤 治外感内伤一切咳嗽。

附：**小青龙汤**治咳嗽及脚气喘急、**麻黄汤**治感冒咳嗽、**平气饮**治久嗽、暴嗽喘急。

理中汤 治脾胃不和。

附：**附子理中汤**治寒湿所中、**治中汤**治霍乱吐泻、**丁香温中汤**治呕逆恶心、**补中汤**治泄泻、**附子补中汤**治溏泄不已、**八味汤**治不喜饮食、**四顺饮**治霍乱腹痛、**枳实理中汤**治吐利后胸痞。

建中汤 治腹中切痛。

附：**附子建中汤**治霍乱吐泻、**黄芪建中汤**治诸虚不足、**当归建中汤**治妇人血气虚损。

---

[1] 薷：原作"需"，天保本同，据本书下文《增损饮子治法三十条》中同名方改。
[2] 降气汤：据本书下文《增损饮子治法三十条》，此方最后还有一个方叫做大降气汤，主治与本方同。

四君子汤　治脾胃不和中脘停饮。

附：异功散调治病后小儿吐泻、甘桂汤治停饮目眩、六君子汤痰饮脾虚寒、加味[1]四柱散治气虚耳鸣、加味四君子汤治肠风，五痔下血。

平胃散　治脾胃。五噎、八痞、膈气、反胃。

附：六味平胃散治胃寒呕吐、八味平胃散治气不舒快、去术平胃散治酒疸身黄、草果平胃散治脾寒痞疾。

二陈汤　治痰饮呕吐。

附：半硫圆、水煮半夏圆治黄疸呕吐、枳实半夏汤治停痰嗽呕、丁香茯苓汤治陈寒流滞呕吐、白术半夏汤治胃虚停饮。

四七汤　治七气，痰涎壅盛。

四兽饮[2]　治疟疾瘴气。

附：快脾饮治脾寒、驱疟饮治疟痰热多者、七宝汤治疟疾。

断下汤　治下痢赤白。

附：水煮木香圆治痢脓血泄滑、参苓白术散治脾虚吐泻。

胃风汤　治便血，瘀血，肠风。

附：十补汤治虚劳消渴、玄兔煎治三消渴，禁精止浊。

芎归汤　治去血眩晕。

附：桂香饮治产后腹疼、乌金散治产[3]难，催生、顺元汤治崩中漏下，妇人常服资血、芍药顺元汤治白带。

枳壳汤　缩胎宽气。

附：大圣散治经候不调，血气痛疼、小[4]温经汤治经血不调，冷痛。

增损四物汤　治妇人血气，产后下血过多。

---

[1]加味：原无，天保本同，据本书下文《增损饮子治法三十条》"四君子汤"补。

[2]四兽汤：据本书下文《增损饮子治法三十条》，此方最后还有一个方叫七枣汤，"治疟疾寒多者"。

[3]产：原作"虚"，天保本同，据本书下文《增损饮子治法三十条》"芎归汤"方后所言乌金散功效改。

[4]小：原无，天保本同，据本书下文《增损饮子治法三十条》"枳壳汤"方后补。

附：**六合汤**治经血凝滞腹痛、**胶艾**[1]**汤**治胎动下血、**四神汤**治血虚腹疼、**黑神散**治产后瘀血，攻冲撮痛。

逍遥散 治妇人血劳，烦热体痛。

附：**人参散**治妇人血热虚劳、**十四味建中汤**治荣卫不足、**乐令汤**治诸虚劳伤、**养荣汤**治劳伤虚损、**双和汤**治虚劳烦热。

惺惺散 治小儿风热，疮疹，伤寒时气。

附：**紫霜圆**治食不化，吐粪酸臭、**升麻葛根汤**疮疹未发，先服、**消毒饮**治疮疹不快及热毒、**四圣散**治疮疹倒靥黑陷、**如圣饮**[2]治咽疼、**四顺饮**治小儿头昏，大小便秘涩。

白术散 治小儿泄泻。

附：**香连圆**治泄泻、**增损白术散**治小儿吐呕、**理中圆**开胃气，进乳食、**金液丹**治因虚发热[3]、**益黄散**治脾虚呕吐，食不消化、**大青膏**治因惊发热，搐搦、**夺命丹**治急慢风，天吊，奶痫、**睡惊圆**治因惊泄泻、**镇心圆**治惊恐，镇心神、**六神汤**治虚冷泄泻。

养正丹 却邪辅正，助阳接真。

来复丹 和阴阳，止吐利。

震灵丹 补真元，治劳伤。

苏合香圆 疗传尸，止吐利。

感应圆[4] 治伤冷停积，因酒食吐利。

消暑圆 解暑毒，化痰涎。

红圆子[5] 治脾积气滞。

附：**小镇心圆**。解心热，止癫痫。

---

[1] 艾：原作"芥"，天保本同，据本书下文《增损饮子治法三十条》"增损四物汤"方后补。

[2] 饮：原作"散"，天保本同，据本书下文《增损饮子治法三十条》"惺惺散"方后改。

[3] 金液丹治因虚发热：八字原无，天保本同，据本书下文《增损饮子治法三十条》"白术散"方后补。

[4] 圆：原作"丹"，天保本同，据本书上文《市肆圆子药一十种纲目》"感应圆"改。

[5] 红圆子：此前原衍"醋煮"二字，天保本同，据本书上文《市肆圆子药一十种纲目》"红圆子"删。

青州白圆子 治半身不遂,化痰消饮。

如圣饼子 治气厥、痰饮头疼。

大已寒圆 治久冷腹疼。

校正注方真本易简方论

东都海齐望正的君鹄校

增损饮子治法三十首

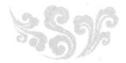

三生饮 治卒中，昏不知人，口眼㖞斜，半身不遂，咽喉作声，痰气上壅。无问外感风寒，内伤喜怒，或六脉沉伏，或指下浮盛，并宜服之。兼治痰厥、饮厥，及气虚眩晕，悉有神效。但口开手撒，眼合遗尿，声如鼾睡者，并难治疗。

南星一两　川乌半两　生附半两　木香一分

右㕮咀。每服半两，水二盏，姜十片，煎至六分。去滓，温服。

或口噤不省人事者，用细辛、皂角各少许，或只用半夏为末，以芦管吹入鼻中，俟喷嚏，其人少苏，然后进药。痰涎壅盛者，每服加全蝎五枚，仍服养正丹镇坠之。以其用硫黄、黑锡，皆有利性，则痰涎随去矣。

一法，气盛人只用南星八钱，木香一钱，加生姜十四片煎，两服，名星香散。

一法，气虚人用生附并木香，生姜如前数，煎服，名附香饮。亦有用天雄代附子者，无不效。

因气中者，以沸汤化苏合香圆，乘热灌服，仍用前药汁浓磨沉香一呷许，再煎一沸，服之。俟服煎药已定，审其灼然是风，方用醒风汤、小续命汤之类。凡初得病，疑似之间，皆可用此。注：醒风汤，用南星二钱，防风二钱，甘草一钱。小续命汤，用麻黄、人参、黄芩、芍药、芎䓖、甘草、杏仁、防己、肉桂各半钱，防风一钱，附子一分，姜减前数一半，煎服。

中寒，则用附子理中汤、姜附汤之类。

中湿，则用白术酒、术附汤之类。

中暑，不录于此，可于缩脾饮方中求之。

痰饮厥逆，气虚眩晕，只守本方，不必加减。

若头目昏疼，肌肉瞤动，气息短急，及癫痫等患，多由痰气所致，此药尤得其宜。

姜附汤 治中寒口噤，四肢强直，失音不语。或卒然晕倒，口吐涎沫，状如暗风，手足厥冷，或复烦躁。阴证伤寒，大便自利而发热者，尤宜服之。兼治中脘虚寒，久积痰水，心腹冷痛，霍乱转筋，四肢厥逆。

干姜二两　熟附二两

右㕮咀。每服四钱，水二盏，煎六分。去滓，温服。若其人未苏，则先用三生饮方中治法，次方服此。或虑此药太燥，即以附子理中汤相继服饵。姜附汤本治伤寒经下之后，又复发汗，内外俱虚，身无大热，昼日烦躁，夜即安静，不呕不渴，六脉沉伏。

一方，附子生用，名白通汤。治伤寒发热，大便自利。

一方，用白通汤倍加白术，甘草减半，名生附白术汤。治中风湿，昏闷恍惚，腹满身重，手足缓纵，津津自汗，失音不语，便利不禁。

一方，用姜附汤加麻黄、白术、甘草、人参等分，名附子麻黄汤。治中寒湿，昏晕缓弱，腰背强急，口眼㖞斜，语声浑浊，心腹䐜胀，气上喘急，不能动转，以上证候，更宜审而用之。

附子汤 治风寒湿合痹，骨节疼痛，皮肤不仁，肌肉重著，四肢缓纵，腰脚酸疼。

生附一两　芍药　官桂　甘草　茯苓　人参各半两　白术三分

右㕮咀。每服四钱，水二盏，姜七片，煎至六分。去滓，食前服。恶甜者，减甘草一半。兼治疲极筋力，气虚倦怠，遍体酸疼。

一方，治历节风，四肢疼痛，如槌锻不可忍者，加干姜半两，去生附，用熟附等分，名附子八物汤。煎如前法。

若寻常寒湿相搏，身体烦疼而脚软痛，及气虚头眩，只用白术、附子各一两，甘草半两，姜枣煎服，名增损术附汤。又履湿地，觉腰重脚弱，尤宜服之。

若为湿气所中，则白术倍附子之数，仍用白术半两，酒一盏，煎至六分，连进数服，取微汗即愈。不能饮者，以水煎。

若冒雨湿，着于肌肤；或因汗出浸渍；或澡浴得病，于增损术附汤中加茯苓、官桂，如甘草之数，名茯苓白术汤。大率风湿为患，遽用麻黄发表之药，汗出既多，则腠理空虚，使为偏废之疾，不可不知。

若中伤寒，气寒泣血，令人无汗，当用麻黄，汗出即愈。盖中牟[1]之地，生麻黄处，雪为之不积者数尺，故治寒病最得其宜。

生料五积散 治感冒风寒，肩脊拘急，发热头疼，或为寒湿所搏，一身凛然，急用此药。如服养胃汤法，以被盖，汗出即愈。

苍术　桔梗　枳壳　陈皮各六钱　白芍药　白芷　川芎　当归　甘草　官桂　半夏　茯苓各三钱　麻黄六钱　厚朴　干姜各四钱

右㕮咀。每服四钱，水一盏半，姜三片，葱白一根，煎至六分。去滓，食前热服。寒湿腰疼，每服加桃仁七枚，去皮、尖，煎。寻常被风寒湿气交互为病，颈项强直，或半身偏疼，或复麻痹，但服此药，加麝香末少许，煎服。妇人经候不调，心腹撮疼，或闭壅不通，加醋一合，煎服。产妇催生，及胎死腹中，亦如前法；能饮者，更加酒半盏。产后发热，不问感冒风寒，及恶露为患，均可治疗，煎如本方。腹中血块，尤宜加醋煎。伤寒手足逆冷，面青呕吐者，宜加熟附少许。或痎癖，癥

---

[1] 中牟：牟，音mù。中牟，古地名，麻黄产地，今河南省汤阴县。《证类本草·麻黄》云："今用中牟者为胜，开封府岁贡焉。"

瘦，膀胱、小肠气痛，加茱萸半钱，盐少许。脚气加茱萸、木瓜；大便闭者，加大黄。脚气下注，焮然赤肿者，以大便流利为度。脚气初发，憎寒壮热者，亦宜此药，加大黄利之。

一方，治浑身疮疥，脓水淋漓，经时不愈，去麻黄，加升麻、大黄，名升麻和气饮。盖疮癣为患，多因内有所蕴，发在皮肤。若只外傅以药，何由得愈，不若以此涤之。若寒湿之气，注下作疮，疮愈则毒气入腹，为害不浅，此药尤效。

以上三证，若觉壅盛多热，脾胃素壮者，则以败毒散，亦加大黄煎服。注：用人参、茯苓、甘草、前胡、芎䓖、羌活、独活、桔梗、柴胡、枳壳各等分。每服二钱，水一盏，生姜、薄荷各少许，煎至七分，温服。

养胃汤 治外感风寒，内伤生冷，憎寒壮热，头目昏疼，肢体拘急，不问风寒二证，及内外之殊，均可治疗。先用厚被盖睡，连进此药数服，加以薄粥、热汤之类佐之，令四肢微汗溅溅然，候干，则徐徐去被，谨避外风，自然解散。若先自有汗，亦须温润以和解之。或有余热，则以参苏饮，款款调之。或尚头疼，则以浓煎生姜葱白汤下如[1]圣饼子。二证[2]既除，则不必服药，但节其饮食，适其寒温，自然平治。大抵感冒，古人不敢轻发汗者，止由麻黄能开腠理，或不得其宜，则导泄真气，因而致虚，变生他证。此药乃平和之剂，只能温中解表而已，初不致于妄扰也。兼能辟山岚瘴气，四时瘟疫，常服尤佳。

厚朴　苍术　半夏各一两　茯苓　人参　草果　藿香半两　橘红三分
甘草一分

右㕮咀。每服四钱，水一盏半，姜七片，乌梅一个，煎至六分。去滓，热服。或发寒疟，或感寒疫，及恶寒者，并加附子，足为十味。不换金散、藿香正气散，皆此药也，然不若此方之备。注：不换金散，用藿香、厚朴、苍术、陈皮、半夏、甘草等分。正气散，用大腹皮、白芷、茯苓、紫苏各一

---

[1] 如：原脱。天保本同。此方治头痛，当指下文《市肆圆药治法》中治偏正头痛之"如圣饼子"，据补。
[2] 二证：当指上文之"有余热"及"头痛"。

两，厚朴、白术、陈皮、苦梗、甘草、半夏曲各一两，藿香三两，煎法并如前，但减姜四片，不用乌梅。兼治饮食伤脾，发为痎疟，或脾胃虚寒，呕逆恶心，皆可佐以红圆子。

参苏饮 治一切发热，头疼体痛。若憎寒壮热者，先服养胃汤，次服此药。单单发热者，只宜服此，以热退为度。因感冒亦如服养胃汤法，以被盖卧，连进数服，汗出即愈。或尚有余热，疑似之间，皆令微汗不妨。初无表散之药，且勿谓紫苏耗气，不肯多服。更宜徐徐服之，自然平治。因痰饮发热，但连日频进此药，以热退为度，期不可便止。虽有前胡、干葛，但能解散肌热，枳壳、橘红辈，自能宽中快膈，不致伤脾。兼大治中脘痞满，呕逆恶心，开胃进食，无以逾此。毋以性凉为疑，一切发热，皆能作效，不必拘其所因也。小儿、室女，尤宜服饵。兼治气盛或气虚人，痰气上壅，咽喉不利，哮呷有声，气急短急，上盛下虚，宜加木香半两煎服，其效尤验。此药治虚劳发热，其效尤著。

前胡　人参　紫苏叶　干葛　半夏　茯苓各三分　枳壳　陈皮　甘草　桔梗各半两

右㕮咀。每服四钱，水一盏半，生姜七片，枣子一个，煎至六分。去滓，不以时候服。素有痰饮者，俟热退，以二陈汤、六君子汤间服。本方治痰饮停积，中脘闭塞，眩晕增烦，怔悸呕逆，及痰气中人，停留关节，手脚亸曳，口眼㖞斜，半身不遂，食已即呕，头痛发热，状如伤寒者，悉能主之。

一方，用此药三两，加《局方》四物汤一两半，注：用熟地黄、当归、白芍药、川芎各等分。合和，名茯苓补心汤。大治男子妇人，虚劳发热，或五心烦热，并治吐血、衄血、便血，并妇人下血过多致虚热者，并得其宜。

寻常感冒风寒，头目昏重，鼻流清涕，宜用此药加川芎半两，煎服。

疝气初发，必先憎寒壮热，甚者，呕逆恶心，每服此药，加木香半两服之。两日寒热必退，或阴㿗尚肿，牵引作楚，再于此药，每服加灯心二十茎煎，下青木香圆。注：用黑牵牛二两四钱，炒香、别捣末，木香二钱，槟榔、酸枣米饭裹，纸包煨熟，补骨脂炒、荜澄茄各四钱，为细末，清水为圆，如绿豆大，每服三五十圆。仍用五苓散，注：用泽泻、猪苓、赤茯苓各二两半，白术一两半，桂一两，为细末。多加灯心煎服。或觉微渴，即是肾恶燥，可于五苓散中去白术，加滑石末，剉作饮子。三药日各三服，以病退为期。能专心服之，无不应手而愈。此病乃寒气下注，入注癞中，多令大小腑不通。急服此三药，以通利为效。若大便已通利，则少服青木香圆，多服增损五苓散；或小便流利已多，则少服五苓散，多服青木香圆。切不可畏虚，予止。

此等用药甚浅近，人多忽之，信既不及，服必不多，安能取效？或谓其肾经本虚，不可更用此药导利，此大不然。盖因肾虚，邪气袭之，若非逐去外邪，病何因愈？或畏虚，用平稳之剂及热药兜住，大小腑必秘，入腹冲心，痛不可当，为祸甚速。只当依此疗之，俟流利之后，病势已退，徐服茱萸、川楝、桃仁、附子之类，亦不为晚。或因用心过度，发热及寒热往来者，亦宜用此。但杂以四物汤，须谷气素壮，乃可服。

柴胡汤 治伤寒瘟病，身热恶风，头项强急，胸满胁痛，烦渴呕哕，小便不利，大便秘硬，或过经未解，潮热不除，非汗、非下之证，并宜服之。妇人经事来少，日晡发热，大便秘，别无虚证者，宜用此药加大黄，减柴胡数，各等分；加桃仁，减甘草数，各一半，服之微利为效。及瘥后劳复，发热头疼，或往来寒热。妇人伤寒，经血适来，或经血适断，发热恶寒，昼日明了，暮则谵语，此为热入血室，其血必结，故使寒热如疟，此药主之。小儿温热，悉能治疗。此药非只治伤寒，其他发热，并宜服之。

柴胡二两　半夏　黄芩　人参　甘草各三分

右咬咀。每服五钱，水一盏半，姜七片，枣一个，煎六分。去滓，食前服。若腹痛，去黄芩，加芍药半两。心下悸，去黄芩，加茯苓一两。若不渴，外有热者，去人参，加桂三分，温被盖覆，令有汗则解。若咳嗽，去枣，加五味子三分、干姜半两。胸中烦而不呕者，去半夏、人参，加栝蒌实半两。渴者，去半夏，加栝蒌根一两。胸中痞硬者，去枣，加煅了牡蛎一两。伤寒十三日不解，胸腹满而呕，日晡则发潮热，已而微利，乃医以圆药利之，非其治也，宜加芒硝一两。伤寒十余日，结热在里，往来寒热；或心下急，郁郁微烦；或口生白胎[1]，大便不通；或发热汗出；或腹中满痛；或日晡发热如疟；或六七日，目中不了了，睛不和，无表里证，大便难，身微热者，实也。去人参，加枳实半两，大黄一两，名大柴胡汤。脉[2]之以利为度。热除不宜遽服补药，仍忌羊肉、腰子、酒，并难化之物。或有所伤，是名食复，难以治疗。切宜戒之饮食，须是大当节省，不可多食，谨忌两月，仍避房室。

真武汤　治伤寒数日以后，发热腹疼，头目昏沉，四肢疼痛，大便自利，小便或利，或涩，或咳，或呕者，皆宜服之。若已经汗、下不解，仍发热者，心下悸，头眩晕，身瞤动，振振欲擗地者，此由渴后饮水，停留中脘所致，大宜服之。

茯苓　芍药　熟附各三分　白术二分

右咬咀。每服四钱，姜五片，水一盏半，煎至六分。去滓，食前温服。小便利者，去茯苓；大便利者，去芍药，加干姜二分；呕者，每服加生姜五片；咳者，加五味子三分，细辛、干姜各一分。发热而泄泻者，服此未退，当投四逆汤，仍服震灵丹，当应手而愈。

此药不惟阴证伤寒可服，若虚劳之人，憎寒壮热，咳嗽下痢，皆宜服之，因易名固阳汤，增损一如前法。今人每见寒热证，多用地黄、当归、鹿茸辈，补益精血。殊不知，此等药味多甘，劫欲恋膈。若脾胃大段充实，服之方能滋养。然犹恐因时致伤胃气，胃为仓廪之官，受纳水谷之处，五脏皆取气于胃，所谓精气、血气，皆由谷气而生。若用地黄等药，未见其为生血，而谷气已先有所损矣。孙兆谓"补肾不如补脾"，正谓是也。故莫若以固阳汤调其寒热，不致伤脾，饮食不减，则

---

[1] 白胎：即白苔。早期中医著作中少见舌苔用"苔"字，多作"胎"。
[2] 脉：天保本同。据上下文义似以"服"字为当。

气血自生。若劳瘵之疾已成，无药能疗，惟膏肓灸法，最为效验。然或伤晚，亦恐不及。其他症状，胃风汤、逍遥散方中具言之。

四逆汤 治阴证伤寒，自利不渴，呕哕不止，或吐利俱作，小便或涩或利，脉微欲绝，腹痛肠满，手足厥冷，或咳，或悸，内寒外热，下利清谷，四肢沉重，或汗出厥逆者，或汗出热不去者，并宜服之。及治一切虚寒冷厥，理中汤方中亦互言之。或伤寒病在表，医误下之，续后下利不止，虽觉头疼体痛，发热恶寒，四肢拘急，表证悉具，未可攻表，宜先服此药，以助阳救里，次服桂枝汤，注：用桂枝、芍药、甘草每服四钱，水一大盏，姜四片，枣一个，煎六分，去滓服。以解表证。

甘草一两　干姜一两　熟附三分

右㕮咀。每服四钱，水一盏半，煎六分。去滓，食前温服。服此药利止亡血者，加人参半两；面赤者，每服加葱白一茎；腹痛者，加芍药一两；呕者，加生姜一两；咽痛者，加桔梗半两；利止，脉不出者，加人参一两。霍乱吐泻之后，并宜服之。

阴证伤寒，或无汗唇青面黑，身脊强急，四肢厥冷，昏不知人，未欲服四逆汤者，先与附子散。用附子三分，官桂、当归、白术各半两，半夏、干姜各一分，用葱煎服，被覆取汗。

或气虚阳脱，体冷无脉，气息欲绝，不省人事者，当灸丹田、气海，仍以葱一束，以索缠如饼大，切去根叶，存白二寸，以烈火燃一面，令通热，勿至灼人，乃以热处着病人脐下，上以熨斗盛火熨之，温则易以他饼。其人苏醒，手足温而有汗，乃瘥。仍服四逆汤、姜附汤之类。

温胆汤 治大病后，虚烦不得睡。兼治心胆虚怯，触事易惊，或梦寐不祥，或异象眩惑，遂致心惊胆慑。气郁生涎，涎与气搏，变生诸证。或短气悸乏，或复自汗，或四肢浮肿，饮食无味，心虚烦闷，坐卧不安，悉能主之。

半夏　枳实各一两　橘红一两半　甘草四钱　茯苓三分

右㕮咀。每服四钱，水一盏半，姜七片，枣一个，竹茹一块，注：

即刮竹青也。如钱大，煎至六。去滓，食前热服。大治伤寒后虚烦，及一切病后虚烦，夜睡不宁，并宜用之。

若伤寒后尚有余热，并热在上焦，兼汗、下后，表里但虚，不可攻者，宜用石膏竹叶汤。注：用石膏三两，半夏半两，麦门冬一两，甘草、人参各四钱，竹叶五片，每服四钱，水二盏，生姜五片，煎一盏半。去滓，入粳米百粒，再煎米熟，去米，温服。

下利发热者，于竹叶汤中去石膏，加熟附，名既济汤。呕者，二陈汤。

一法，治伤寒坏证，时或发热，消渴烦躁，用新罗参，不拘多少煎汤，浸令冰冷，候盛渴之时，与之顿服，热则随去矣。大抵伤寒渴者，不可多与之水。积[1]胸中，便为结胸，然亦须濡沫之，可也。注：治结胸法，见于理中汤方中。

伤寒之后，有吃逆者，此证最危。当用半夏一两，生姜两半，白水煎服。

其他病亦恶吃逆，当用丁香十粒，干柿蒂十五粒，煎汤半盏[2]，乘热顿服。

增损缩脾饮 解伏热，除烦渴，消暑毒，止吐利。霍乱之后，服热药太多致烦躁者，浸冷如水，尤宜服之。

草果仁四两　乌梅三两　甘草二两半

右㕮咀。每服五钱，水一碗，生姜十片，煎至八分。浸以熟水，令极冷，以解烦渴。或欲热、或温，并任意服之。

一方，用草果、乌梅、缩砂、甘草各等分，干葛、白扁豆各减半，老人加附子，煎如前。

头疼，宜用此下消暑圆。

若因饮食生冷过多，致霍乱吐泻者，亦宜用此。然须先以治中汤、

---

[1] 积：天保本手校者于此字之前批补一"水"字，义长。
[2] 盏：原作"钱"。天保本同。本书从无用"钱"来计量汤，当有误。宋代《妇人大全良方》卷八"丁香柿蒂汤"："丁香十粒、柿蒂十五个。右㕮咀，用水一盏半，煎至八分，去滓热服。"据改。

二陈汤之类煎服，仍服来复丹。烦躁者，方以浸冷香薷饮。注：用香薷一斤，厚朴、扁豆减半，每服四钱，水一盏，酒一分，煎七[1]分，去滓，水中沉冷，连进三服。服之，自然平愈。今人往往读香薷饮之证，才见霍乱，遽尔投之。殊不知，夏月伏阴在内，因食生冷，以致霍乱，岂宜投以浸冷之药，故合先治中脘，方以香薷饮解其烦躁，不可不知。

若饮水过多，小便赤涩，当服五苓散。注：方[2]见参苏饮。以其能利水道，有泽泻、茯苓故也。

若盛夏于道途间，为暑气所中，闷倒不省人事者，急扶在阴凉之处，切不可与冷水，当以布巾、衣物等蘸热汤，熨脐下及丹田、气海，续以汤淋布上，令彻脐腹温暖，即渐苏醒。若商卖及庸雇之人，仓卒无汤，掬路中热土于脐下，仍拨开作窍，令人更溺其中。并以大蒜烂研，以水调灌下。

中暑之证，面垢，六脉沉伏，冷汗自出，昏不知人，先以汤巾如前法熨脐腹，次以来复丹为末，冷水灌下。仍用白虎汤、注：用石膏四两，知母一两半，甘草七分半，煎法如竹叶汤。见温胆汤。竹叶石膏汤服之。此一定之法，不可改易。多有病家无主，病人亲友问疾，各立一说，各传一方，皆谓屡经作效，来者既众，议论纷然，不知孰是，犹豫之间，遂致困笃。莫若参以外证，确意服药，无信浮言，以贻后悔。

一法，用道上热土，与大蒜等分，烂研，冷水调服。仍以蒜少许，置鼻中，气透即苏。续与白虎汤、竹叶石膏汤之类。凡觉中暑者，急嚼生姜一大块，冷水咽下。暑气中人，谨不可探以冷水，亦不宜单用冷水灌之。

芎辛汤 治一切头疼。但发热者难服，其余痰厥、饮厥、肾厥、气厥等证，偏正头疼难忍者，以此药并如圣饼子，服之不拘，病退多服，自能作效。气虚年高人，仍服养正丹、黑锡丹，并用此调钟乳粉，间服。诸证头疼，紧捷之法，无以逾此。但头疼多用石膏，盖取其坠痰

---

[1] 七：原无，天保刻本同，据天保本手校者批补"七"字补。
[2] 方：原作"大"，天保本同，人卫校点本据清重刻本改，今同改。

饮。然恐性寒，故以钟乳粉代之。肾厥头疼，尤得其宜。或疑钟乳粉为煅炼药，则用软石膏煅过，为末服，亦验。

生附　乌头　南星　干姜　细辛　川芎各一分　甘草三分

右㕮咀。每服四钱，水二盏，姜七片，茶芽少许，煎至六分。去滓，食前服。中脘素寒者，不用茶芽。若气壅盛，只用川芎一两，细辛半两，甘草二钱，煎如前法。

一方，用高良姜，晒干，不见火，碾为细末。口含冷水，以少许搐入鼻中，如此数搐，即愈。久患头疼，尤能作效。

一方，治头疼，以细辛二钱，川芎、白芷减半。为细末，搐入鼻中。

若气虚人，以附子一只，生，去皮，切作数片，用生姜自然汁一大盏，浸一宿，慢火炙干，再炙，再蘸，候渗尽姜汁为度，良姜等分，为细末，腊茶调服，名必效散。

一方，用白芷四钱，生乌头一钱，为末。每服一字许，茶汤调服。有人患眼暗疼者，先令含水，次用此药搐入鼻中，其效尤验。

若治着湿，头重眩晕，用川芎、白术、生附各等分，官桂、甘草减半，名芎术除眩汤。每服四钱，姜十片，煎服。

渗湿汤　治寒湿所伤，身重腰冷，如坐水中，小便或涩或利，大便溏泄。皆因坐卧湿处，或因雨露所袭，或因汗出，衣裹冷湿，久久得之。腰下重疼，两脚酸痛，腿膝或肿，或不肿，小便利，反不渴，悉能主之。

苍术　白术　甘草各一两　干姜三两　橘红　茯苓　丁香各一两

右㕮咀。每服四钱，水一盏半，姜三片，枣一个，煎至六分。去滓，食前温服。此药治脾胃不和，呕逆恶心，大便时时溏泄，尤得其宜。

一方，减橘红、丁香，名肾著汤。腰重而冷疼者，大宜服此。

或不因湿气所伤，只是风寒相搏，以致腰疼，宜服生料五积散，加桃仁数个，煎服。若肾虚致疼，当服补药。

降气汤 治虚阳上攻，气滞不快，上盛下虚，膈壅痰实，咽干不利，咳嗽中满，喘急气粗，脐腹膨胀，满闷虚烦，微渴引饮，头目昏眩，腰痛脚弱，四肢倦怠。此药专治脚气上攻，中满气急。更有下元虚冷，并尊年气虚之人，素有上壅之患，服补药不得者，用之立效。大便秘者，仍用此药，下黑锡丹、养正丹等药。少年气盛，大便秘，上壅，脾胃素壮者，用此药下神功圆、注：用大黄面裹煨，诃梨勒皮各四两，人参、大麻仁别捣如膏，各二两，为细末，炼蜜为圆。每服二十圆，温酒、米饮吞下。三黄圆。注：用大黄煨，黄连、黄芩等分，为细末，炼蜜为圆。每服三十圆，用熟水吞下。治上壅咽疼者，先用降气汤，不效，则服甘桔汤。用生甘草、桔梗各二钱，荆芥五穗，白水煎服。

前胡　厚朴　甘草　当归各二两　肉桂　陈皮各三两　半夏五两

右七味㕮咀，并紫苏子五两，微炒碾破。极难得真者[1]，须是细而香者，共为八味。如无紫苏子真者，只服参苏饮亦佳。每服四钱，水一盏半，姜五片，枣一个，煎六分。去滓，不以时候服。

凡人中风中气，痰饮肿满及脚气等患，多是虚气上攻，胸膈不快，不进饮食。此药大能降气，乃真俞山人降气汤。后加参、附、五加、大腹之类，却非其真。若素无脚气，只是上气喘急，不得卧者，亦宜用之。或只以橘皮、紫苏、人参、五味子、桔梗各等分，名神秘汤。甚者，用此药调钟乳粉，下养正丹。脚气入腹，大便闭，不任冷药者，亦宜用降气汤咽养正丹，以温利之，详见养正丹方中。

素有喘疾，遇寒暄不常之时，发则连绵不已，夜不能睡，则服九宝汤。用龙脑、薄荷、紫苏叶、大腹皮、麻黄各一两，桑白皮、官桂、杏仁、橘皮、甘草各减半。每服水一盏半，生姜十片，乌梅二个，煎至六分，去滓。专心服之，其效甚验。年高人患喘嗽者，亦宜服之。小儿、室女哮喘之患，其效尤著。切不可谓薄荷冷，紫苏耗气，麻黄发散，不肯多服。盖病有主对，服之不妨。时间感冒，头重鼻塞，或流清涕，或

---

[1] 难得真者：此是王硕针对中药紫苏子与白苏子混用情况的经验之谈。

作咳嗽，并宜服此。惟虚劳自汗人，不可服。

脚气之证，人多不识。若作他病治之，入腹攻心，为祸甚速。《千金》论：见食呕吐，或腹痛下利；或大小便秘；或胸中冲悸，不欲见光明；或精神昏愦，言语错乱；或热或冷；或转筋；或肿或不肿；或脚腿顽痹；或缓纵挛急；或小腹不仁，皆脚气之证。凡小觉有此，急须治之。伤缓则气上入腹，胸胁逆滞，喘急自汗及呕吐者，皆不可治。今人患脚气者，多因气实而死，终无服药致虚而殂[1]。故脚气人，不得大补，亦不可大泻，切不得畏虚，予止汤药。宜服降气汤，间以茱萸汤。用槟榔二两，橘红、茱萸、木瓜、紫苏各一两半，㕮咀，每服四钱，姜十片，煎服。仍多服石南圆、注：用当归、石南叶、薏苡仁、川芎、赤芍药、赤小豆、牵牛（炒）、大腹皮（连皮用）、橘红、杏仁（去皮尖麸炒）、麻黄各二两，五加皮、牛膝各三两，木瓜、独活、杜仲（炒）、草薢各四两，并为细末，以酒浸，蒸饼为圆，每服二十圆，木瓜汤下。木瓜圆，注：用熟地黄、橘红、乌药各四两，石南藤、杏仁（去皮尖）、牛膝（酒浸）、苁蓉（酒浸）、续断、干木瓜各二两，赤芍、当归各一两，黑牵牛（炒）三两，为细末，酒糊为圆，每服五十圆，空心，木瓜汤或温酒吞下。以大便溏利为效。此数药用之，极验，更于养正丹方中互言之矣。然只以备缓急之需，如诸经受病，却当详审。

一方，以八味降气汤加川芎、细辛、桔梗、茯苓，共十二味，名大降气汤，治法亦同。若尊年人，虚气上壅，当间以生附，加生姜煎，临熟以药汁浓磨沉香，再煎一两沸，服之尤为稳当。

杏子汤 治一切咳嗽。不问外感风寒，内伤生冷，及虚劳咯血，痰饮停积，悉皆治疗。

人参　半夏　茯苓　细辛　干姜　芍药　甘草　官桂　五味子各等分

右㕮咀。每服四钱，水一盏半，杏仁去皮、尖，㕮，五枚，姜五片，煎至六分。去滓，食前服。若感冒得之，加麻黄等分。如脾胃素实者，用罂粟壳去筋膜，细㕮，以醋淹炒，等分加之。每服，添乌梅一个

---

[1] 殂：音cú，义死亡。原作"殂"，天保刻本同，文义不能。天保本手校者批注"殂"，据改。

煎服，其效尤验。若呕逆恶心者，不可加此。

一法，去杏仁、人参，倍加麻黄，添芍药如麻黄之数，干姜、五味子各增一半，名小青龙汤。大治久年咳嗽，痰涎壅盛，夜不得睡，仍专治脚气喘急。此方虽有麻黄，既有官桂，不致于发汗，服之不妨。丈夫、妇人，咳嗽哮嗽，不问老人、小儿，皆宜服。九宝汤见于降气汤方后，其效最验。时下感冒咳嗽，尤宜服之。

一方，用麻黄、甘草、杏仁、五味子、茯苓等分，橘红倍之，名麻黄汤，尤为切当。二方中有麻黄，恐其发汗，不肯服之。若治肺感寒邪，咳喘嗽急，药病既有主对，不致更能宣发，服之不妨。但先自有汗，并虚劳咳嗽之人，则不可用。

一方，用紫苏、桑白皮、麻黄、青皮、五味子、杏仁、甘草等分，名平气饮。生姜七片，乌梅一个，煎服。久年咳嗽，暴嗽，气虚喘急，皆得其宜。

理中汤　治脾胃不和，饮食减少，短气虚羸，时复呕逆。或大病差后，胃中有寒，时喜咳唾。或霍乱之后气虚，未禁热药，并宜服之。但药味大甜，当减甘草一半，增损治疗悉见于后。

人参　干姜　白术　甘草各二两

右㕮咀。每服四钱，水一盏半，煎至六分。食前热服。

为寒气、湿气所中者，加熟附子一两，名附子理中汤。

霍乱吐泻者，加橘红二两，不必更用青皮，名治中汤。干霍乱，心腹作痛，欲吐不吐，欲下不下，先以盐汤少许，顿服。候吐出令透，即进此药。

呕逆恶心者，于治中汤中加丁香半两，半夏一两，名丁香温中汤。每服加生姜十片。

泄泻者加橘红、茯苓各一两，名补中汤。

溏泄不已者，于补中汤更加附子一两，名附子补中汤。泻甚者，断下汤方中求之。

不喜饮食，水谷不化者，附子补中汤中，再加缩砂一两，共成八味,名八味汤。

若霍乱吐下,心腹作痛,手足逆冷,于本方中去白术,加熟附,名四顺饮。甚者,服四逆汤之类。

若伤寒结胸,先以桔梗、枳壳等分,煎服。不愈者,及诸吐利后,胸痞欲绝,心膈高起急痛,手不可近,于理中汤加枳实、茯苓各一两,名枳实理中汤。伤寒结胸渴者,再于枳实理中汤加栝蒌根一两;下利者,去栝蒌加牡蛎一两。

一法,霍乱后转筋者,理中汤加火煅石膏一两。

理中汤加减法 寒多,不饮水而吐者,去术,加生姜两半;利多者,还用术;腹中痛者,加人参半两;脐上筑者,肾气动也,去术,加官桂一两半。肾恶燥,故去术,恐作奔豚,故加官桂。悸多者,加茯苓一两;渴欲水者,添加术半两;若寒者,添加干姜半两;腹满者,去术,加附子一两。一法,治饮酒过多,及啖炙煿热食,发为鼻衄,加川芎一两。一法,专治伤胃吐血,以此药能理中脘,分利阴阳,安定血脉,只用本方。中附子毒者,亦用本方;或只用干姜、甘草等分,煎服,仍以乌豆汤解之。

建中汤[1] 治腹中切痛。增损治疗,各各不同,并见于后。此药饮酒人不喜甘者,不宜服之。此药与桂枝汤,用药一同,但减芍药如官桂之数,专治伤寒发热,自汗,用桂枝汤(方已见四逆汤)表之。

官桂三分　白芍药一两半　甘草半两

右㕮咀,每服四钱。水一盏半,姜五片,枣一个,煎至六分,去滓。食前热服。大治妇人血疼,男子心腹疼痛。心腹疼痛甚者,加远志半两。积气作痛者,当于感应圆方中求之。

或吐或泻,状如霍乱,及冒涉湿寒,贼风入腹,拘急切痛,加附子三分,名附子建中汤。

疝气发作,当于附子建中汤,煎时,加蜜一箸头许,名蜜附子汤,

---

[1]建中汤:据此方组成,与《金匮要略》小建中汤相似,惟缺饴糖,为不同。

更于参苏饮方中求之。

一方，治男子妇人诸虚不足，小腹急痛，胁肋膜胀，脐下虚满，胸中烦悸，面色萎黄，唇口干燥，少力身重，胸满短气，腰脊强痛，骨肉酸疼，行动喘乏，不能饮食；或因劳伤过度；或因病后不复，加黄芪一两半，名黄芪建中汤。

一方，治妇人一切血气虚损，四肢惰怠，及产后劳伤，虚羸不足，腹中疗痛，吸吸少气，小腹虚急，痛引腰背，时自汗出，不思饮食，加当归一两，名当归建中汤。

若产后半月，每日三服，令人丁壮。若腹中尚有刺痛，乃有败血停留，则不可服之，宜用大圣散。注：用泽兰、石膏各二两，桔梗、吴茱萸（炒）、厚朴、卷柏、白茯苓、细辛、防风、柏子仁各一两，人参、藁本、川乌（去皮脐）、干姜（炮）、黄芪、五味子、白芷、丹参、白术、川椒（去目及闭口者，炒出汗）各三分，当归、芍药、川芎、甘草（炙）、芫荑仁各一两三分，生地黄一两半，阿胶（炒）、白薇各半两，肉桂二两一分，并为细末。每服二分，空心热酒调下。并加醋五积散之类。

四君子汤 治大人、小儿脾胃不和，中脘停饮，大病之后，宜服此药。但味甘，恐非快脾之剂，常服宜减甘草一半，增损之法，见于方后。

人参　茯苓　白术各一两　甘草半两

右㕮咀。每服四钱，水一盏，姜七片，枣一个，煎至六分。去滓，不以时候服。

一方，加橘红等分，名异功散，尤宜病后调理。

一方，去人参，加官桂一两，甘草一分，名甘桂汤，治停饮目眩。

一方，去甘草，加枳壳、橘红、半夏等分，名六君子汤。专治素有痰饮，胸膈痞闷，脾胃虚寒，不嗜饮食，服燥药不得者，大宜服之。

一方，去甘草，加木香、熟附等分，名加味四柱散，姜、枣煎。治丈夫元脏气虚，真阳耗散，两耳常鸣，脐腹冷痛，头眩目晕，四肢倦怠，小便滑数，泄泻不止。大病之后，尤宜用此调理。

一方，加黄芪、白扁豆等分，名加味四君子汤。大治肠风并五痔下血，面色萎黄，心忪耳鸣，脚弱力乏，口淡无味。姜、枣煎服。研为细末，服之尤佳。此方人之信服者，须效。李次仲云：看不上面，自有奇效。

平胃散 治脾胃不和，不[1]思饮食，心腹胁肋膨胀刺痛，口苦无味，胸满短气，呕哕恶心，噫气吞酸，面色萎黄，肌体瘦弱，怠惰嗜卧，体重腹疼，常多自利，或发霍乱及五噎八痞，膈气反胃，并宜服之。

厚朴三两半　苍术五两半　橘红三两半　甘草一两

右㕮咀，每服四钱。水一盏半，姜五片，枣一个，煎至六分。去滓，食前服。常服，调气暖胃，化宿食，消痰饮，辟风寒冷湿，四时不正之气。

一法，加茯苓、丁香各三两，共成六味。治胃寒呕吐，多加生姜煎服。

一法，若其人气不舒快，中脘痞塞，不进饮食，加缩砂、香附子各三两，共为八味，加生姜煎服。病后调理，亦宜服之。

一方，去苍术，余各等分，白水煎服。治酒食所伤，眼睛、头面、遍身黄色，名曰酒疸。久服神验。仍以红圆子任之。

一法，加草果、乌梅各一枚，治脾寒痁疾。姜七片，同煎，久服可效。如未效，于四兽饮方中求之。

二陈汤 治痰饮为患，或呕吐恶心，或头眩心悸，或中脘不快，或发为寒热。或因食生冷，脾胃不和，悉主之。

半夏五两　橘红五两　茯苓三两　甘草一两

右㕮咀。每服四钱，水一盏半，姜七片，乌梅一个，煎至六分。去滓，热服，不拘时候。伤寒后不敢进燥药者，亦宜服饵。用此快脾，则饮食倍进，易得复常。

---

[1] 不：此下原衍"可"字。天保本同。人卫校点本据清重刻本删，今同删。

治痁疾，加草果如半夏之数，下红圆子。

因酒食所伤，发为黄疸，亦宜用此加草果，咽红圆子。多服取效。

呕吐者，加丁香如甘草之数，恶甜者，减甘草；甚者，并服半硫圆。注：用硫黄研细，柳槌杀过，半夏汤洗，为末，等分，以生姜自然汁熬，蒸饼末为圆如梧子大。每二十圆，姜汤空心下。仍[1]用半夏一两，为细末，入丁香、槟榔各一两，旋以生姜自然汁，圆如梧子大，名水煮半夏圆。先以汤二盏煎沸，次下圆子，煎令极熟，以匙挑服，用药汁咽下。更服养正丹。

烦躁者，于二药中并去丁香，仍服来复丹、黑锡之类，俟大便利，无不作效。

呕家，不以温药微利大便，则无由愈。此数药皆有硫黄，能温利之。

秘甚者，用加味感应圆。若先溏利，是为虚寒，不宜用此，可于理中汤、震灵丹方中求之。

妊妇恶阻，古方用茯苓圆、茯苓汤，非快脾之剂，服者病反增剧，不若用此，极验。余见四物汤、红圆子方中。

一方，名枳实半夏汤。治痰饮停留，胸膈痞闷，或咳嗽气塞，头目昏重，呕哕恶心，项背[2]拘急。用半夏、陈皮各一两，枳实一两，多加生姜煎。

一方，名丁香茯苓汤。治久积陈寒，流滞肠胃，呕吐痰沫；或有酸水，全不入食。用丁香、木香、干姜、附子、半夏、橘皮、肉桂、缩砂等分，加生姜煎。

一方，名白术半夏汤。治胃虚停饮，痰逆恶心，中脘刺痛，腹胁搅疼，头目昏晕，肢节倦怠，不思饮食。用白术、丁香、赤茯苓各一两，半夏二两，肉桂半两，陈皮半两，亦加生姜煎。生姜乃呕家圣药，凡呕吐，宜多。

---

[1] 仍：原无，据天保本补。

[2] 项背：原作"烦皆"，天保本同。文义不通。宋代《杨氏家藏方》卷八同名方主治为"治痰饮停留，胸膈痞闷，或咳嗽气塞，头目昏重，呕哕恶心，项背拘急"。据改。

四七汤 治喜怒悲忧恐惊之气，结成痰涎，状如破絮，或如梅核，在咽喉之间，咯不出，咽不下，此七气所为也。或中脘痞满，气不舒快。或痰涎壅盛，上气喘急。或因痰饮中节，呕逆恶心。并宜服之。

半夏五两　茯苓四两　厚朴三两　紫苏叶二两

右㕮咀。每服四钱，水一盏半，姜七片，枣一个，煎至六分。去滓，热服，不以时候。

若因思虑过度，阴阳不分，清浊相干，小便白浊，用此药下青州白圆子，最为切当。

妇人情性执着，不能宽解，多被七气所伤，遂致气填胸臆，或如梅核，上壅咽喉。甚者，胸闷欲绝，产妇尤多此证，宜服此剂，间以香附子药，久服取效。切不可谓紫苏耗气，且谓新产，血气俱虚，不肯多服。用之效验，不可具述。妇人恶阻，尤宜服之。间以红圆子，尤效。

一名厚朴半夏汤，一名大七气汤。《局方》有七气汤，用半夏五两，人参、官桂、甘草各一两，白水煎服。大治七气并心腹绞痛。然药味太甜，恐未必能止疼顺气，当于感应圆方中求之。

一方，治七情所伤，中脘不快，气不升降，腹胁胀满。用香附子炒半斤，橘红六两，甘草一两，煎服，尤快。切不可谓其耗气，此药大能资血养气，芎归汤中亦言之。

四兽饮 治五脏气虚，喜怒不节，劳逸兼并，致阴阳相胜，结聚涎饮，与卫气相搏，发为疟疾，悉能主之。兼治瘴疟，最有神效。常服，温中快膈。

半夏　茯苓　人参　白术　草果　橘红各等分　甘草减半

右同枣子、乌梅、生姜并等分，㕮咀，以盐少许，淹食。须厚皮纸裹，用水湿之，慢火炮，令香熟，焙干。每服半两，水二盏，煎六分。去滓，未发前并进数服。

一方，治脾寒，名快脾饮。用草果、人参、白术、橘红、半夏、厚朴、缩砂仁、附子等分，甘草减半。每服四钱，水二盏，姜十片，乌梅二个，枣子一枚，煎至六分。去滓，不以时候服。用此药下红圆子，尤妙。兼治脾胃虚弱，中脘停寒，不进饮食，四肢无力。

治热多，名驱疟饮。用前胡、柴胡各一两，官桂、桔梗、厚朴各三分，黄芪、干姜、甘草各半两。右㕮咀。每服四钱，水一盏半，姜五片，枣二个，煎六分。去滓，热服。

一方，名七宝汤。用常山、陈皮、青皮、槟榔、草果仁、厚朴、甘草各等分。每服半两，水、酒各一盏，煎至六分。当发日侵晨服之。此药既有常山，必须吐而后愈。当日或大作，世谓斗药[1]是也。虚怯人不宜服此，脾胃素虚寒者亦不宜服。

若寒多者，宜用附子一只（炮），以盐水浸，再炮再浸，如此七次，去皮切片，分作两服。用水二盏，姜十四片，枣七个，煎七分盏。当发日空心温服，名七枣汤。

疟疾多因中脘有饮，用常山作效者，以甚能吐之，不若用辰砂、黄丹辈坠之为佳。其方用黄丹一两（煨），大蒜（去皮），研膏，圆作三圆。当发日早嚼一圆，用井花水或热水咽下。畏蒜气者，白水为圆。一法，用生硫黄、辰砂各为细末，寒多倍硫黄，热多倍辰砂，寒热等者匀用。每服三钱，腊茶清调服，临发日早辰进之。当日或大作，或不作，皆是其效。须早用之为佳，不然恐连绵不已，遂致困顿。若积日既久，变成痨疟，宜灸膏肓。

断下汤 治下痢赤白，无问久近、长幼，及治休息痢疾。

草果连皮，一个　白术　茯苓各一钱　甘草半钱

右㕮咀。用大罂粟壳十四枚，去筋膜并萼蒂，剪碎，用醋淹，炒燥为粗末，同前作一剂。水二大盏，姜七片，枣子、乌梅各七个，煎至一大盏。分二服，服之。赤痢者，加乌豆二七粒；白者，加干姜半钱。凡罂粟壳治痢，服之其效如神。但性紧涩，多令人呕逆。既用醋制，加以乌梅，不致为患。然呕吐人，则不可服。大率痢疾，古方谓之滞下，多因肠胃素有积滞而成此疾。始得之时，不可遽止。先以加巴豆感应圆十

---

[1] 斗药：指用后能引起正邪相争，反应剧烈的药物。

余粒，用白梅煎茶，或姜汤下，令大便微利。仍以前药服之，无不应手作效。

若脾胃素弱，用罂粟壳二两，制如前法，橘红半两，肉豆蔻半两，为末，用乌梅肉二两，蒸过，烂研。别以醋煮米糊为圆如梧桐子大。每服五十圆，米饮、姜汤下。兼治泄泻不止，一服即愈，更令药力相接为佳。泻痢之用罂粟壳，人多不敢服，令制度得宜，服之不妨。但用之，令有撙节[1]，自获奇功。非比麻黄之表散寒邪，大黄之荡涤蕴热，必欲其脉病相参，次是何证，方可服之，故难轻用。如觉恶心，却以理中汤、四君子汤加豆蔻、木香辈，调其胃气。仍以二陈汤、水煮木香圆，_{注：用罂粟壳二两八分，青皮、甘草各二两四分，当归、诃子（炮去核）、木香各六两，为细末，炼蜜为圆如弹子大。每服一圆，水八分盏，煎至六分，空心温服。}定其呕吐。各见本方。

大凡痢疾，乃腹心之患，尊年人尤非所宜。若畏首畏尾，用平和之剂，决难作效，必致危笃。虽欲服此，则已脱矣。其如秦皮、地榆、黄柏、苦木、桐[2]之类，其性苦寒，却难轻服。

血痢，当胃风汤并胶艾汤之类，震灵丹亦好。白者，宜服附子理中汤、震灵丹、白丹之属，更宜审而用之。更宜以罂粟壳药，服之相参。

若五色杂下，泄泻无时，当用熟乌头一两，厚朴、甘草、干姜各一分，生姜煎服。诸证并宜佐以罂粟壳之药。今之治痢，多用驻车圆、黄连阿胶圆之类。其中只有黄连肥肠，其性本冷。若所感稍轻，及余痢休息不已，则服之有效。若病之稍重，非此可疗。徒谓其稳当，而悠悠服之，乃自取其困顿也。

俗谓噤口痢者，多因病人服痢药太过，伤损胃气。若全不进食，或添呕吐，鲜有不致毙者。宜以四柱散、理中汤、参苓散[3]、_{注：用扁豆}

---

[1] 撙节：撙，音 zǔn，义控制、节俭。此指用药有所节制，不要过量。
[2] 苦木桐：天保本同。古医药书未查到"苦木桐"一药，不明为何树。姑且理解为"苦木、桐"两个药。
[3] 参苓散：即参苓白术散的简称。

二两半（姜汁浸，去皮炒），人参、白术、茯苓、甘草（炒）各二两，莲肉一两，山药二两，桔梗（炒令黄）、薏苡仁、缩砂各一两。为细末，每服二分，煎枣汤调下。四君子汤之类，加肉豆蔻、木香辈，姜、枣、乌梅煎服，仍咽震灵丹等药。若谷气旋生，所思之物则随意与之，必不甚忌，但欲软煮熟食，勿多与耳。惟鸡、鹅，并猪、羊肠肚所煮杂汁，并鲜鱼，不可食。或服此等药后，遍数及疼痛倍于服痢药之时，皆不妨。俟饮食稍进，却于前调脾胃药中加罂粟壳，旋旋治之，自获痊安。

胃风汤 治大人、小儿，风冷乘虚入客肠胃。风散气，故血行大腑，多便鲜血。及肠胃湿毒，下如豆汁，或下瘀血，日夜无度，此药主之。今人多用以治痢并泻，皆非所宜。若患血痢，脾胃壮者，可服。此药兼治肠风下血，及妇人下血过多，面色痿黄，筋力衰惫者，服之尤能滋补。但性味不便于脾胃，恐伤谷气耳。

人参　白茯苓　芎䓖　官桂　当归　白芍药　白术并等分

右㕮咀。每服四钱，水一大盏，粟米百余粒，同煎七分。去滓，稍热服，空心食前。小儿量力减之。

此方加熟地黄、黄芪、甘草等分，足为十味，名十补汤。大治虚劳。嗽，加五味子；有痰，加半夏；发热，加柴胡；有汗，加牡蛎；虚寒，加附子；寒甚，加干姜，皆依本方等分。此须脾胃壮者，可服。稍不喜食，则不可用。往往今人只因脾虚停积痰饮，发为寒热，便作虚劳治之，服此等药，愈伤胃气至于不救者，比比皆是。于真武汤方中互言之。施治之法，却于逍遥饮方中求之。有人患消渴者，用十补汤煎代汤饮服之，仍下《三因方》中玄兔煎，注：用菟丝子酒浸软，研，焙干，别末，取十两，白茯苓、莲肉各三两，五味子七两，酒浸别碾，并为末，用山药末六两，将浸药酒煮糊，杵熟为圆如梧子大。每服五十圆，米饮空心服。其效甚著。须是戒酒色，并火上炙煿之物。以久服取效。若骨蒸发热，饮食自若，有用十补汤加柴胡各二两，分作十服，服之。

芎归汤 治一切去血过多，眩晕闷绝，不省人事。伤胎去血，产后去血，崩中去血，金疮去血，拔牙去血不止者，心烦眩晕，头重目暗，耳聋，举头欲倒，悉能主之。

芎䓖　当归_{各等分}

右㕮咀。每服四钱，水一盏半，煎七分。去滓，热服，不以时候。若产后眩晕，宜加芍药等分服之。不因去血过多，则是痰饮眩晕，合用二陈汤、四七汤之类，各见本方。

芎归汤，其名甚多。一名桂香饮，治产后腹疼，不可忍者，加官桂等分，酒与小便合煎，服之立效。

一名当归汤，治妊妇子死，或不死，胎动不安。每服用水酒合煎，连进数服。胎若已死，服之便下；若未死者，其胎良安。

一名佛手散，治产后腹痛体热，兼治产后诸疾，逐败生新。

一名琥珀散，临月服之，则缩胎易产。

一名羊肉汤，治虚损羸乏，腹中疠痛，往来寒热，吸吸少气，不能支持，头眩自汗，腹内拘急。每服加精羊肉一两，生姜十片，水二盏，煎六分。

一名君臣散，治室女、妇人心腹疼痛，经脉不调，用水煎服。

若妊妇胎气不安，产后诸疾，加酒煎。

难生倒横，子死腹中，先用黑豆一大合，炒热，水与小便合煎，连进数服，自能作效。

产难，多用百草霜、香白芷等分为末，名为乌[1]金散。每服二钱，童子小便、好醋各一合，沸汤浸服。只一服见效，甚者，再服已分免[2]矣。

一方，五积散加醋煎，亦能催生。兼治男子、妇人吐衄便利，及治诸证失血。用此药佐以米[3]饮圆百草霜末，每服百余圆。或以其他烧灰药，皆能作效。不可遽以燥涩之剂止之，必致壅遏腐败，却生他证。

---

[1] 乌：原脱，天保本同。据《妇人大全良方》卷十七《产难门·催生方论》载百草霜、香白芷（不见火），等分为细末，名"乌金散"补。
[2] 免：通"娩"。《汉书·外戚传·孝许皇后》："妇人免乳大故，十死一生。"唐代颜师古注："免谓产子也。"
[3] 米：原作"来"。天保刻本同。此本手校者旁批"米"字，据改。

大抵血不能行，气使之然。若得其平，则血循故道，必无妄行之患矣。香附子善能导气，用之每得其宜。

产后恶血注心，迷闷喘急，心膈作痛，亦用黑豆一合，加生姜自然汁半合，煎服。

若崩中漏下，失血过多，久不能止，服前药芎归汤不效者，用香附子一两（炒，去皮毛），入甘草一分，为末，清米饮点服，名顺元汤。仍以神灵丹间之。

有白带者，顺元汤中加芍药半两，则以白丹间之。或谓香附耗气，则不然，许学士谓此药资血养气，妇人仙药，虽羸劣人，尤宜服之。

枳壳汤 缩胎易产，妊妇临月服之。兼能宽中下气，治肠中诸疾，尤得其宜。

枳壳五两　甘草两半

右㕮咀。每服四钱，水一盏，煎至六分。去滓，热服。或为细末，更加香附子三两，尤妙。

丈夫妇人冷气攻刺，胁肋疼痛，加葱白三寸，火煨入药，煎服。能饮者，细嚼葱白，热酒调服。胸膈气闭，饮食不进，葱白汤调服。

肾气[1]肿痛，煨葱白二寸，茴香一撮，同嚼，热酒调服。若久久服之，永不发动。

腰脊气痛，葱白汤调服，服讫，即卧少时。脚气发动，空心热酒或木瓜煎汤，调服。妇人因脾寒，血闭成块，热酒调服。产后血气不和，热酒调服。心腹气痛，口吐清水，饮食不进，胸膈膨胀，盐汤调服。冷物伤脾，发痛无时，胡椒煎汤调服。大小便不通，煎白牵牛汤调服。妇人血晕，两太阳疼，头旋欲倒者，煎艾汤调服。小儿面黄，胃冷吐食，煎木瓜汤调服。妇人经血不行，手足发热，或身潮热，先用葱白汤，次用菖蒲汤，调服。

若经血不调，脾胃稍壮者，当用大圣散。注：方见建中汤。服之数月，

---

[1] 肾气：此肾，指外肾，即睾丸。肾气肿痛，即阴囊肿痛。

特有神效。若经血不调，血脏冷痛者，当用小温经汤、注：用吴茱萸三两，半夏二两半，麦门冬五两半，当归、川芎、牡丹皮、人参、肉桂、阿胶、甘草、芍药各二两。每服水一盏半，姜五片，煎，空心热服。大圣散，仍用红圆子佐之。

增损四物汤 治妇人血气不足，四肢惰怠，乏力少气。兼治产后下血过多，荣卫虚损，阴阳不和，乍寒乍热，并宜服之。

当归　川芎　白芍药　人参　干姜　甘草各等分

右㕮咀。每服四钱，水一盏，煎六分。去滓，热服。若产后寒热，腹中刺痛，则有败血，当用五积散加醋煎，及大圣散服之。若所下过多，犹有刺痛，亦宜服此二药。

一方，治经血凝滞，腹内血气作疼，用《局方》四物汤，注：方见参苏饮。加莪术、官桂等分，名六合汤。地黄滞血，安能止痛，不如只用五味。

治下血不止，及妊妇胎动，《局方》四物汤中加熟艾、干姜、甘草、阿胶、黄芪等分，名胶艾汤。

一方，治血痢，《局方》四物汤中加胶、艾。治产后血搏，口干烦渴，加栝蒌、麦门冬。两胁胀满，加厚朴、枳实；虚烦不得睡，加竹叶、人参；大渴烦躁，加知母、石膏。以上加味，并《局方》四物汤。

一方，治妇人血虚，心腹疼痛不可忍者，《局方》四物汤中去地黄，加干姜，名四神汤。

大率产后，不问下血多少，须日进黑神散注：用熟地黄、蒲黄、当归、肉桂、芍药、干姜、甘草各四两，黑豆半斤，为末，每服二钱，酒半盏，童子小便半盏，同煎，调下。三服。下血少者，以大圣散间之。至二腊[1]以后，腹内略无疼痛，方服四物汤、建中汤之类。若早服之，则补住败血，为后患不浅。黑神散、大圣散[2]非逐血药，但能推陈致新，多服不妨。今人往往疑其逐血性寒，此皆不然者，其用药可见矣。若恶血去多，徐徐

---

[1] 二腊：天保本同。关于"二腊"有多种解释。此处当取宋代吴自牧《梦粱录》卷二十《育子》所云"七日名一腊，十四日谓之二腊"之说为妥。
[2] 散：原脱。天保本同。据下文"逍遥散"方后有"《局方》大圣散"补。

补之，并亦不为晚，不可姑息，以贻后患。

古方用四顺理中圆，为产后进食之剂，既用蜜圆，又倍甘草，其甜特甚，岂能快脾？不若只用理中汤。素有痰饮者，二陈汤之类服之为佳。且如妊妇恶阻，古方有茯苓圆、茯苓汤，内有地黄、竹茹、川芎辈，安能定呕？服之则愈见增极。大抵恶阻，皆由素有痰饮以致之，可用二陈汤并红圆子，用之极效，不可不知。

逍遥饮[1]　治血虚劳倦，五心烦热，肢体疼痛，头目昏重，心忪颊赤，口燥咽干，发热盗汗，减食嗜卧。及血热相搏，月水不调，脐腹胀痛，寒热如疟。又疗室女血弱，荣卫不和，痰嗽潮热，肢体羸瘦，渐成骨蒸。

白茯苓　白术　当归　白芍药　柴胡各一两　甘草三钱

右㕮咀。每服四钱，水一大盏，烧生姜一块，切片，煎至六分。去滓，食前热服。

一方，名人参散。治妇人血热，虚劳骨蒸。兼治邪热客于经络，肌热痰嗽，五心烦躁，头目昏痛，夜多盗汗。补真气，解劳倦。用人参、白术、茯苓、柴胡、半夏、当归、赤芍药、干葛、甘草、黄芩各等分，㕮咀。每服四钱，水一盏半，生姜五片，枣二个，煎至六分，不拘时候。应[2]有劳热之证，皆可服之，热退即止。

但妇人寒热，亦有因经血节闭者，遂致五心烦热，及骨节间热。或作虚劳治之，反以为害，积日既久，乃成真病。法当行其经血，若月事以时，自然平治。宜以《局方》大圣散，用红花煎酒调服。不能饮者，以醋汤代之，仍以红圆子醋汤咽下。此二药大治经事不调，或腹有血块。若久无子息，服之数月，其效特异。非可数服，

---

[1] 逍遥饮：天保本同。人卫校点改为"逍遥散"。据宋代《圣济总录》卷一百五十《妇人血风门》载："治妇人血风血气，烦躁口干，咳嗽，四肢无力，多卧少起，肌骨蒸热，逍遥饮方。柴胡（去苗）、白茯苓（去黑皮）、赤芍药、白术（锉，麸炒）、当归（切，焙）。各二两。右五味，粗捣筛。每服二钱匕，水一盏，入生姜一枣大，甘草一寸，同煎至七分。去滓温服，不拘时。"当即此方。

[2] 应：音 yīng。此处为"一应"之省写，义为所有、全部。后同此用法者均参照此注。

责其无功。

但是病后虚损发热，并虚劳寒热，及久患疟疾，皆宜灸膏肓。轻者，每穴五十壮；重者，三数百壮。当夜热若未除，次日再灸数十壮。或有余热，逐日灸一二七壮[1]，养其火力，以热退为期。今人见病人畏灸，谓力无胜火，当候少愈。此大不然，倘能渐安，又何必灼艾。此皆悠悠之语，及其病成，则悔无及矣。凡灸此穴者，切不可灸三脘[2]、腹中、脐下等处，若前后受火，则炎气交攻，中脘膈截，往往呕吐清水，或气息喘急，或渴欲引饮，名为火邪，多有致毙。治法以黑豆煎汤，徐徐解之。轻者尚可疗也。或谓灸膏肓多致不救，不然。乃灼艾伤晚，已不及耳。

或因下血过多，发为寒热，当用当归、地黄之类，如大建中汤、注：用当归、人参、甘草、黄芪、川芎、肉桂、白芍药、熟地黄、白术、附子、半夏、麦门冬、苁蓉、茯苓各等分。每服，水一盏半，姜三片，枣子一个，食前温服。**乐令汤**、注：用黄芪、人参、橘红、当归、肉桂、细辛、前胡、甘草、茯苓、麦门冬、芍药各二两，附子，熟地黄各一两，半夏、远志各两半。每服，水一盏半，姜五片，枣子一个，食前服。**养荣汤**、注：黄芪、当归、肉桂、甘草、橘红、白术、人参各一两，芍药三两，地黄、五味子。茯苓各三两，远志半两。每服，水一盏半，姜三片，枣子二个，空心服。**双和汤**、注：白芍药七两半，黄芪、当归、熟地黄、川芎各三两，甘草、肉桂各二两一分，为细末。每服二分，水一盏半，姜三片，枣子一个，食前服。**十补饮**注：方见胃风汤。辈是也。然有痰饮停节之人，则难用此。盖当归、地黄与痰饮不得其宜，反伤胃气。因是不进饮食，遂成真病，致于不救者多矣。

痰饮中节至生寒热者，宜以二陈汤、参苏饮等药疗之，应手而效。

更有服远热冷药太过，因而咳嗽下痢，发热自汗，皆不可用。惟真武汤增损名固阳汤，仍以震灵丹服之，其详更于真武汤中求之。乃早灸膏肓，其效尤著。

---

[1] 一二七壮：指七壮，或十四壮。
[2] 三脘：指上脘、中脘、下脘三穴，均属任脉，位于腹部。

惺惺散[1] 治小儿风热，疮疹，伤寒时气，头痛壮热，目涩多睡，咳嗽气粗，鼻塞清涕。

白术　桔梗　细辛　人参　茯苓　甘草各一两

右㕮咀，每服二钱。用水一盏，瓜蒌根等分，入薄荷三叶，煎至半盏，时时与服。

钱氏方[2]谓，小儿壮热，昏睡，伤风热，疮疹，伤食皆相似，未能辨认，间服惺惺散、小柴胡汤、升麻汤。不若参苏饮治诸般发热，不问何证，每每用之，甚效。须逐日多服，以热退为期，不可遽止。此数药均能治疗。

惟伤食则大便酸臭，水谷不化，畏食吐食，宜以药下之，先服紫霜圆、注：用代赭石（醋淬研）、赤石脂（研）各一两，巴豆三十粒（去皮、心，出油，炒，研），杏仁五十个（去皮、尖，麸炒、研），酒浸，蒸饼，圆如黄米大。儿生满月服一圆，如一岁至三岁，并服二圆，乳汁送下。感应圆，仍以参苏饮与服。若发热耳冷，肌冷足冷，四肢乍冷乍热，腮赤面赤，喷嚏呵欠，惊跳不安，昏昏多睡，皆疮疹之候也。当用温凉之药，切忌妄下。

已发未发，升麻汤、注：用升麻、葛根、芍药等分，甘草减半，白水煎服。消毒饮、注：用牛蒡子、荆芥等分，甘草减半，白水煎服。皆得其宜。若三日未见形迹，当以生酒涂其身上，时时看之，状如蚤痕者，是也。

或发不透及倒靥黑陷，极为利害。紫草、木通、甘草、枳壳、黄芪等分，白水煎服，名四圣散。

若小儿咽喉疼者，用生甘草、桔梗等分，白水煎，名如圣饮。

更有小儿头昏颊赤，口内热气，小便赤涩，大便秘结，此为里热，当服大黄、当归、芍药、甘草等分，白水煎服，名四顺饮。若审是疮疹之证，不宜用此。

---

[1] 散：原作"饮"。天保本同，据目录改。宋代医书《幼幼新书》《小儿卫生总微论方》均作"惺惺散"。后同不注。

[2] 钱氏方：指宋代钱乙《小儿药证直诀》，此书乃北宋钱乙的弟子阎孝忠收集钱乙临证经验编成。今本《小儿药证直诀》，虽查无此段文字。但可见于《幼幼新书》引"钱乙附论"，及《小儿卫生总微论方》引"阎孝忠论"。

白术散 治小儿泄泻，胃热烦渴，不问阴阳，并宜服之。

人参　白术　木香　茯苓　甘草　藿香各一两　干葛二两

右㕮咀。每服二钱，水一盏，煎至半盏。量大小与服，仍用香连圆间之。渴欲饮水者，时时煎服，取意饮之，弥多弥好。

白术散一方，治呕吐[1]。白术、人参各一两，半夏一两半，茯苓、干姜、甘草各半两，姜、枣煎服。

钱氏方谓，小儿吐泻，当温补之。每用理中圆，注：用人参、干姜、白术、甘草等分，为末，炼蜜为圆如弹子大。每服半圆，以汤化开服。以温其中，五苓散以导其逆，连进数服。兼用四君子汤加橘红等分，名异功散，调之。

若已虚损，若因虚发热，必作慢脾风，急用金液丹注：用明净硫黄十两，研，飞，入瓦合，以水和赤石脂封口，盐泥固济，晒[2]干。地内先埋一小罐，盛水满，安合子在上，用泥固济，慢火养七昼夜，候足，加顶火一斤煅，候冷取出，研细，蒸饼一两，汤浸为圆如梧子大。每服十圆，研细化服。杂以青州[3]白圆等分，为末，米饮调服，多服乃效。若胃气已生，则旋减金液，却以异功散等药，徐徐调之。

若食不消化，脾胃虚寒，呕吐恶心者，当服益黄散。用陈皮半两，青皮、诃子肉、甘草各一分，丁香一钱，量大小煎服。

小儿暑月吐泻，其证不一，宜详审用药，不可差缪[4]。

若不因吐泻后，忽因惊发热搐搦者，名急惊风，则服大青膏［用天麻一分，白附子（生）一分半，蝎梢（去毒）半分，朱砂一字（研），青黛一分（研），麝香一字，天竺黄一字（炒），乌蛇肉二字（酒浸、焙干），同再研细，生蜜和成膏。每服半皂子大，薄荷水化服］、夺命丹［用南星（炮）一分，蟾酥一分（酒浸一宿），干蝎七枚（炒），白

---

[1] 一方治呕吐：按本书体例，此五字当在"白术散"三字之前。
[2] 晒：原作"嗮"，天保本同。《和剂局方》卷五"金液丹"硫黄制法，作"曬"，可知此"嗮"字乃"曬"字之误，今据改。
[3] 州：原作"刕"，据目录改。
[4] 缪：音 miù，义通"谬"。《史记·高祖本纪》："秦政不改，反酷刑法，岂不缪乎？"

附子半分（炮），麝香一字（研），青黛半分（研），以粟米粥和圆，如绿豆大，以青黛为衣。每用一圆，荆芥、薄荷汤化下］等药。

又有因伤食并伤风发热，惊跳搐搦如风者，乃是疮疹之候，宜服参苏饮，仍于惺惺散方中求之。

有因惊者泄泻，其色必青，宜服睡惊圆（用蛇含石尖烧红，醋淬，仍有醋煮铁粉，南星碾粉，用薄荷汁为饼，炙热，茯苓、使君子去壳各半斤，入金银箔各百片，麝香一两，脑子半两，糯米糊为圆，如皂子大，朱砂为衣。每一圆，薄荷水临卧磨服）、镇心圆［用人参、茯苓、甘草各五两，山药十五两，紫河车二两半，用黑豆水煮软、切片、焙干，朱砂（研，十两），麝香五分，龙脑一两，牙硝一两半，为细末，炼蜜圆如鸡头大，用金箔百二十片为衣。每服一圆，薄荷汤下］。

有伏暑者，小便必涩，宜服五苓散。

有伤食者，其吐并粪必酸臭气，宜服紫霜圆。

有虚冷者，泄泻无度，或复溏利，宜以六神汤加附子服之。用人参、茯苓、山药、白术、白扁豆、甘草等分，姜枣煎服。风证加天麻；痢加罂粟壳；热痢当用断下汤中治法。

吐泻初定，当以天南星为细末，每服加冬瓜子仁七粒，煎服，以防变痫。若泻色青，当用惊药。

小儿之病与大人无异，用药一同，当量力用之。唯回气[1]，脐风，夜啼，重舌，变蒸，客忤，惊痫，解颅，魅病，疳气不行数证，大人无之，自有专科，不敢滥及。

鄞城杨伯启父刊于纯德书堂

---

[1] 回气：治法。宋代《小儿卫生总微论方》卷一载《回气论》，云："儿才生下，气欲绝，不能啼者……仍捻大纸，却盛蘸油点着，于脐带上往来遍燎之。以脐带连脐，得火气由脐入腹故也。更以热醋汤捋洗脐带，须臾则气回啼哭。"此即回气法。

市肆圆药治法

养正丹 治中风涎潮，不省人事，四肢厥冷，如伤寒阴盛自汗，唇青脉沉，妇人产后血气身热，月候不匀，带下腹痛。

硫黄研　黑锡去滓秤　水银　朱砂研，各一两

右用黑盏一只，火上熔[1]铅成汁，次下水银，以柳枝搅匀，次下朱砂，搅不见星子，放下少时，方入硫黄，急搅成汁，和匀，有焰以醋洒。候冷，取出，研如粉，极细，用糯米粉煮糊为圆如绿豆大。每服五十圆，食前米饮咽下。此药用硫黄、黑锡，本有利性，或例作丹。若卒中之患，痰涎壅盛，用此镇坠，使大便溏利，病亦随去。于三生饮中选药为之汤使。

若气虚喘急，或发咳嗽，沉附汤调钟乳粉咽下，生姜、生附各四分，水二盏，煎六分，临熟[2]磨沉香少许，却于降气汤中选药用之。

反胃之患，皆因中脘停寒，涎饮凝滞，食入即吐，当用此药以□□、生姜、熟附各四分，丁香十粒，同煎，咽下。但丁、附性热，恐为痰饮隔节，畜[3]在上焦，反为僭燥，则于二陈汤中选药用之。凡呕吐，大便秘者，先以加味感应圆微利之，次用此药，无不克效。半硫圆亦有利性，用之尤为切当，并小煮半夏圆服之。见二陈汤方后。

若脚气之患，入腹冲心，或见呕逆之证，无法可疗，《千金》以大

---

[1] 熔：原作"鎔"。同"熔"。
[2] 熟：原作"熱"。据天保本改。临熟，当指药汁接近六分，即将离火之时。
[3] 畜：通"蓄"。《庄子·天下》："以衣食为主，蕃息畜藏。"

黄利之。大黄性寒，病既深入，必难导达，是速其呕吐也。不若用此，或黑锡丹、来复丹之类，煎降气汤咽下，更须多服，以大便流利为度。脚气无补法，此有利性，即非补药，服之无疑。痃癖，疝气，膀胱奔豚之气入腹者，亦宜用此。若尊年之人，大腑寒秘者，尤宜服之。黑锡丹、来复丹亦此之类，用之亦效。

治男子妇人痰饮眩晕，佐以三生饮服之，最为捷法。

来复丹 治荣卫不交养，心肾不升降，上实下虚，气闭痰厥，心腹冷痛，脏腑虚滑。

硫黄一两，透明者 消石一两，同硫黄为细末，入定碟[1]内以微火略炒，用柳篦子搅，令阴阳气相入，再研细，名二气末 五灵脂二两，择五台山者，用水澄去砂石，日干，秤 橘红二两，去白 青皮二两，去白 玄精石一两，研，水飞

右为细末，次入玄精石末、二气末，拌匀，以好滴醋打糊为圆如豌豆大。每服五十圆，米饮食前下。此药可冷可热，治法当与养正丹、黑锡丹相类，但体轻不能镇坠耳。然消石既寒，佐以橘皮，其性疏快，硫黄且能利人，若作暖药用止泻者，误矣。

但霍乱一证，吐利交作。盖由饮啖生冷，或冒暑热之气，中脘节闭，挥霍变乱。此药通利三焦，分理阴阳，服之其功最验。兼治反胃呕吐，其效尤著。

中暑昏乱，此药最为切当。小儿惊风，用亦有验。盖以上证候，皆由涎饮中节，有以致之。此药温利，涎饮既去，则诸证悉除。若男子妇人，心腹作痛，服疏利之剂得效者，未应遽补，当以此药徐徐服之，令大便常通，则痛不复作矣。呕吐用之，其意亦然，不可不知。肾厥头疼，老人风秘，并宜常服。

一法，治老人并虚损之人，寒气入腹，大小便不通者，用生姜半两，连根叶和泥葱一茎，盐一捻，豆豉五十粒，烂研，略炒，盦脐心，作两剂，更易用之，以利为度，亦良法也。

---

[1]碟：原作"楪"，同"碟"。《宋史·吕蒙正传》："吾面不过楪子大。"

震灵丹 治男子真元衰惫，五劳七伤，脐腹冷痛，肢体酸痛，头目晕眩，中风瘫缓，手足不遂，心肾不足，精滑梦遗，膀胱疝坠，小肠淋沥，夜多盗汗，久泻久痢，八风五痹，一切沉寒痼冷，妇人血气不足，崩漏虚损，带下，久冷胎脏无子。

余粮[1]四两，火煅醋淬，以手撚碎为度　代赭石四两，如上法　赤石脂四两　滴[2]乳香二两，别研细　五灵脂二两，去砂石，研　紫石英四两　没药二两，研　朱砂一两，水飞

右禹、代、赤、紫并入甘锅内，盐泥固济，候干，用炭一十斤煅通红，火尽为度，入地坑出火毒二宿，同后四味为细末，糯米粉煮糊为圆如小鸡头大[3]，待干出光，每服三粒，随病汤使咽下。

妇人崩中下血，米饮调香附末下；带下赤白，炒艾醋汤下；男子遗精白浊，米饮调茯苓末下；老人血痢，白梅茶下；吐泻兼作者，缩砂、附子煎汤下；阴证伤寒，发热自利，干姜附子汤下；沉寒痼冷，温酒咽下；肠风便血，清米饮调百草霜下；休息痢疾，乌梅煎汤下。若男子应有走失[4]，或泄泻之后，常服者用枣汤；妇人应是虚损，或失血之后，常服当用醋汤就中汤使[5]。或有服饵不便者，当斟酌易之。此药极固秘元气，无飞走之性，服之不致僭燥。但是微渴并肥伟人，不宜用此。常服恐涩滞气血，为壅节之患。若用以治病，极有功效，则不拘此说。

苏合香圆 疗传尸骨蒸，殗殜[6]，肺痿，疰忤鬼气，卒心痛，霍

---

[1] 余粮：即禹余粮的省称。
[2] 滴：原作"的"。据《本草纲目·乳香》引南宋叶廷珪《香录》（全名《南蕃香录》）："上品为拣香，圆大如乳头，透明，俗呼滴乳。"据改。
[3] 小鸡头大：即小芡实子大。据《证类本草》卷二十三引《神农本草经》，芡实的本名为"鸡头实"。
[4] 男子应有走失：指男子所有遗精白浊之类精微流失之病证。
[5] 用醋汤就中汤使：本书并无方名为"就中汤"的方子。天保本手校者在"就中"二字旁注出"其间"二字，此句意为加入醋汤作为汤中的汤使。
[6] 殗殜：殗，音 yè；殜，音 dié。殗殜，为古病名，指劳瘵，见于宋陈言《三因极一病证方论》。其书卷十《劳瘵治法·劳瘵叙论》云："夫骨蒸、殗殜、复连、尸疰、劳疰、虫疰、毒疰、热疰、冷疰、食疰、鬼疰等，皆曰传尸疰，以疰者，注也。病自上注下，与前人相似，故曰疰。"

乱吐利，时气鬼魅，瘴疟，赤白暴利，瘀血月闭，痃癖，丁肿，惊痫，鬼忤中人，小儿吐乳，大人狐狸[1]等疾。

白术 二两　丁香 二两　苏合香油 一两，入安息香内　朱砂 研，水飞，二两　沉香 二两　白檀香 二两　乌犀 镑，二两　荜茇 二两　青木香 二两　龙脑 一两　麝香 一两　熏陆香[2] 别研，一两　香附子 去毛，二两　安息香 二两，别为末，用无灰酒一升熬膏　诃梨勒 煨，去皮，二两

右为细末，入研药匀，用安息香膏并炼白蜜和剂[3]。每服一大圆，沸汤少许化令开，乘热呷服。能饮者，以热酒少许调之。

治卒中昏不知人，及霍乱不透，心腹撮痛，鬼疰[4]客忤，癫痫惊怖，或撷扑伤损，气晕欲绝。凡是仓卒之患，悉皆疗之。口噤不能服者，扶开灌之。如灌不下，则用三生饮中治法，搐鼻令苏，然后进药。此药随身，不可暂缺，辟诸恶气，并御山岚瘴气，无以逾此。若吊丧问疾，尤不可无。但市肆所卖，多用脑子[5]，当于火上辟去。

若用心过度，夜睡不安，尤宜服之，以酒调服。此药善治诸证暴亡之疾。

感应圆　治虚中积冷，停积胃脘，不能转化。或因气伤冷，因饥饱食，饮酒过多，霍乱吐泻，久痢赤白，中酒呕吐，痰逆恶心，妊娠伤冷，新产有伤。若久有积寒，吃热药不效者，并悉治之。

---

[1] 狐狸：即"狐狸精魅"之省称。《外台秘要》卷十三《鬼神交通方》中载"疗梦与鬼神交通及狐狸精魅等方"。狐狸精魅，为古病证名。指一种神志不宁、言语行为异常的精神病证，古人认为与受狐妖蛊惑有关。
[2] 熏陆香：即乳香。据《证类本草》卷十二"沉香"条："今人无复别薰陆者，通谓乳香为薰陆耳。"
[3] 和剂：此后未言和成什么样的"剂"，天保本同。《三因极一病证方论》卷九"苏合香圆"："旋圆如梧子大。早朝井花水温冷任意化下四圆"《苏沈良方》卷五"苏合香圆"："圆如鸡头实大，每服一圆。"供参考。
[4] 鬼疰：原作"鬼痊"，天保刻本同，手校者旁批"疰"字。古医药书中少见"鬼痊"病名，据《三因极一病证方论》卷九"苏合香圆"主治症之一为"疰忤鬼气"，即鬼疰。故此"痊"当为"疰"之形误，据改。
[5] 多用脑子：脑子即冰片。此指用冰片代替原方中珍贵香药。

丁香一两半　南木香一两半　肉豆蔻二十个[1]　干姜一两，炮　巴豆七十个，去皮、心、膜，研细，出油，如粉　百草霜用村家锅底刮，研，二两　杏仁肥者，去双仁，一百四十个，去尖，汤浸一宿，去皮，别研极烂如膏

右七味，除巴豆粉、百草霜、杏仁外，捣为细末，同拌，研细，用好醋匿和，先将蜡[2]六两溶化作汁，以重绵滤，去滓，更以好酒一升，于银石器内煮蜡溶，滚数沸，倾出，候酒冷，取蜡秤用。春夏合用清油一两，于铫内熬，令沫散，香熟，次下酒煮蜡四两同化作汁，就锅内乘热拌和前项药末。秋冬合清油一两半。成剂，分作小铤子，每用见[3]成铤子半两，入巴豆二十枚，去壳、不去油，烂研成膏，一处研令极匀，圆如绿豆大。每服十圆，姜汤咽下。本方巴豆去油取霜，盖取其稳当，然未必能疗疾。若通医用之，必不去油。盖此药自是驱逐肠胃间饮积之剂，非稍假毒性，安能有荡涤之功。如《局方》感应圆，今人见饮食不化，中脘痞满，卒多服之，以为宽中快膈。此大不然，觉快之药，自当用消化之剂，如枳壳、缩砂、豆蔻、橘皮、麦蘖、三棱、蓬术之类是也，与转利饮积之药不同。巴豆治挥霍垂死之病，药至疾愈，其效如神，真卫生伐病之妙剂。参、术虽号为善良，却能为害。每见尊贵之人，服药只求平稳，而于有瞑眩之功者，不敢辄服。医虽知其当用，亦深虑其相信之不笃，稍有变证，或恐归咎于己，姑以参、术等药，迎合其意，倘有不虞，亦得以藉口。而不知养病丧身，莫不由此。今人往往见巴豆不去油，不敢辄服。况尊贵之人，既有声色之举，于心有慊，尤不肯用。巴豆之性佐以温暖之剂，只能去莝[4]垂，不动脏气，有饮

---

[1] 个：原作"斤"。天保本同。然而在其他药均以"两"计量的情况下，肉豆蔻不可能用到二十斤。《和剂局方》卷三《治一切气》"感应圆"："肉豆蔻，去粗皮，用滑皮仁子，二十个。"据改。

[2] 蜡：原作"腊"。天保本同。据本方下文改。

[3] 见：音xiàn，义同"现"。《宋史·刘庠传》："云朔岁俭，军无见粮。"《和剂局方》卷三《治一切气》"感应圆"服法云："旋圆服饵。"故此"见"与"旋"同义，即"现"之义，指现吃现丸。

[4] 莝：原作"菀"。天保本同。此本手校者旁批"莝"，义长。据改。整句意思为在去菀莝的同时，不动脏气。

则行，无饮不利。若病人体虽不甚壮实，既有饮气、积气之患，与夫邪气入腹，大便必秘。若非挨动，病何由去？犹豫不决，则病势攻扰，愈见羸乏。莫若于病始萌之时，气体尚壮，对证用之，宿疴既除，旋加调理，自获十全。

心腹疠痛不可忍者当服此，以大便通利为效。或未甚通，倍加圆数服之，以利为期。若通利后，大腑不调，或泄泻不止，或愈见绞痛[1]，当以家菖蒲煎汤解之，却于㕮咀方中选药调理，自能平复。或见服药后痛或愈甚，流利后痛或未除，便谓前药之误。殊不知乃阴阳扰乱，脏气未平耳。若遽更医，却承前药之力，寻即获愈，遂收功于后而归咎于前，如此者多，不可不知。

心痛甚而大便秘，甚者至于厥逆，或面青口噤；或六脉沉伏者，痛使之然，非虚脱[2]也。当先以苏合香圆灌之，次投此药。治恶心呕吐，全不纳食，而大便秘者，多由饮停胃脘，膈节不通。宜以此药，微微利动，却于二陈汤方中求之。治赤白痢疾，脐腹疠痛，多由肠胃间积滞所致。先以此药微利，次方断下，可于断下汤方中求之。兼治男子痃癖疝气，膀胱奔豚肾气，脚气攻刺入腹，亦用此药，微微利之，却服降气汤之类。酒积、食积、痰饮为患，妇人血气，并宜服之。

凡服此药作效者，不宜遽补，当以来复丹、半硫圆之类，间以汤剂调理，使大便不至再秘，则诸苦悉除矣。

消暑圆 大解暑毒。

半夏一斤，好醋五升，煮干　茯苓半斤　甘草生，半斤

右为细末，姜汁作糊圆如梧子大，无见生水为妙。每服百圆，熟水咽下。中暑为患，药下即苏。伤暑发热头疼，用之尤验。夏月常服，止渴利便，虽多饮水，亦不为害。应是暑药，皆不及此。若痰饮停节，或为饮食所伤，并用姜汤咽下。入夏之后，不可缺此。其他治暑之法。见

---

[1] 痛：原作"通"，文义不通。天保本同。此本手校者旁批"痛"，义长。据改。
[2] 脱：原作"说"，文义不通。天保本同。此本手校者旁批"脱"，义长。据改。

缩脾饮方中。

红圆子 治丈夫脾积气滞，胃膈满闷，面黄腹胀，四肢无力，酒积不食。妇人脾血积气，诸般血瘕气块。小儿食积，骨瘦面黄，渐成脾劳。

蓬莪术五斤　荆三棱五斤，水浸软，切片　橘皮五斤，拣净　青皮五斤　胡椒三斤　干姜三斤，炮　阿魏三斤　矾红[1]

右为细末，醋糊为圆梧子大，矾红为衣。每服六十圆，姜汤咽下。大治大人、小儿脾胃等患，极有细效。但三棱、蓬术本能破瘕消癖，其性猛烈，人不以此为常服之剂。然今之所用者，以出产之处隔绝，二药不得其真，乃以红蒲根之类代之，性虽相近，而功力不同。以其治病不能伤耗真气，应老人、虚人、小儿、妊妇，但服之无疑。此药须是合令臻至，用好米醋煮，陈米粉为圆。若自修合之时，当去阿魏、矾红。寻常饮食所伤，中脘痞满，服之应手而愈。

大病之后，谷食难化，及治中脘停酸，并用姜汤咽下。脾寒疟疾，生姜橘皮汤下。心腹胀[2]满，紫苏橘皮汤下。脾疼作楚，菖蒲汤下。酒疸、谷疸遍身皆黄，大麦煎饮下。两胁引乳作痛，沉香汤下。酒积、食积，面黄腹胀，时或干呕，煨姜汤下。妇人脾血作痛及血瘕气痞，并经血不调，或过时不来，并用醋汤咽下。寒热往来者，尤宜服之。产后状如癫痫者，此乃败血上攻，迷乱心神所致，当以此药用热醋汤下，其效尤速。

男子妇人有癫痫之患者，未必皆由心经蓄热，亦有因脾气不舒，遂致痰饮上迷心窍，故成斯疾。若服凉剂过多，则愈见昏乱，当以此药，衣以辰砂，用橘红煎汤咽下，名小镇心圆。

妊妇恶阻呕吐，全不纳食，百药不效，惟是最妙，仍佐以二陈汤服之。但人疑其堕胎，必不信服，每每易名用之，时有奇功。然恐妊妇服

---

[1] 矾红：原书未出剂量。《和剂局方》卷三《治一切气》"红圆子"矾红未入方子组成，仅在方后制药法中云"矾红为衣"。说明此药不计量，多少随为衣之需。
[2] 胀：原作"肠"。天保刻本同。此本手校者旁批"胀"，义长。据改。

之，此后偶尔伤动，必归[1]咎于此药，故不敢极言其妙，增损四物汤方中亦言之矣。

青州白圆子 治男子、妇人半身不遂，手足顽麻，口眼㖞斜，痰涎壅塞，小儿惊风，大人头风，妇人血风。

南星三两，生用　白附二两，生用　半夏七两，生用，以水洗，白者　川乌头半两，去皮、脐，生用

右为细末，以生绢袋盛，用井花水摆，未出者，更以手揉出。如有滓，更研，再入袋中，摆尽为度，于瓷盆中日晒夜露。至晓换水搅，又晒至来日，每换水搅如此。春五日，夏三日，秋七日，冬十日。去水晒干，如玉片，碎研，以糯米粉煎粥为圆如绿豆大。每服五十圆，姜汤咽下。此药本方所服圆数极少[2]，恐难愈病，今加数服之。

一方，治[3]痰涎为患及中风偏废之疾，常服悉有功效。咳嗽痰实，咽喉作声，老人、小儿皆宜服之。若小儿吐泻后发热，多作慢惊风，当杂以金液丹等分为末，米饮调下，终觉稍定，间以温药治之，用之甚验。男子妇人小便白浊，及思虑过多，致阴阳不分，清浊相干，此药极能分利。若心多惊悸，夜睡不宁，或复健忘，甚者状如癫痫，皆由心气郁结，成思虑伤脾，致痰饮中节，迷乱心经之所致也。不宜遽用凉心之剂，当服此药，佐以温胆汤之类。若心下怔忡，憎杂眩晕，头目昏沉，肌肉眴动，颈项强痛，四肢酸疼，手足战灼[4]，甚者半身不遂，多应痰饮使然。若例作心病、风病，并寒湿治之，恐非所宜，亦当用此。仍以三生饮、参苏饮等药佐之。

一方，用南星、白附等分，半夏倍之，滴水为圆，服之亦效。小儿气急，咽喉有声，或时时发搐，或复咳嗽，宜以此药旋消磨之，圆作小

---

[1] 归：原作"皈"。同"归"。南宋文人杨万里《晚皈再度西桥》诗："皈近西桥东复东。"
[2] 所服圆数极少：指原方用量小。《和剂局方》卷之一《治诸风》同名方方后用量为"初服五圆，加至十五圆"。
[3] 一方治：原作"治一方"。天保本同。据本书体例改。
[4] 战灼：颤抖不安。

圆，熟水咽下。

如圣饼子 治气厥，上盛下虚，痰饮风寒，伏[1]留阳经，偏正头疼，吐逆恶心。

川乌炮，去皮、脐　南星洗　干姜各三两　甘草　川芎各二两　天麻　防风去芦　半夏各半两，生用

右为细末，汤浸蒸饼和圆如鸡头大，捻作饼子，晒干。每服二十饼，嚼破，姜汤咽下。本方只服五饼[2]，安能作效？初感伤寒，因汗而解，尚余头疼，浓煎葱白生姜汤下。此药须是自合，庶几糊少，且药料精到，故易为效也。一切头疼，不问内外所因，并偏正头风，并宜服之。久服，更不再发。更于芎辛汤方中求之。兼治中脘痰饮停积，及疗脾胃饮食所伤，温中快膈，尤得其宜。

大已寒圆 治久寒积冷，心腹疗痛，泄泻肠鸣，自痢，自汗，米谷不化，阳气暴衰，手足厥冷，伤寒阴盛，神昏脉短，并宜服之。

干姜六斤，炮　良姜六斤　官桂四斤　荜拨四斤

右为细末，煮糊为圆如梧子大。每服五十圆，米饮咽下。此药热燥，能治脏腑[3]虚寒，滑而下利，及泄泻肠鸣，水谷不化。

若心腹疗痛，中脘停寒，大便溏泄者，尤宜服此。若阳气暴绝，阴气独胜，手足厥冷，伤寒阴盛，神思昏沉，肢体怠惰[4]，时复下利，并可服之。多有泄泻、溏泻之患，用湿热药不止者，宜用紧涩之剂，可于断下汤方中求之。

---

[1] 伏：原作"状"，文义不通。天保本同。此本手校者旁批"伏"，义长。据改。
[2] 只服五饼：《和剂局方》卷三《治一切气》同名方方后用量为"每服五饼"。
[3] 腑：原作"时"，文义不通。天保本同。此本手校者旁批"痛"，义长。据改。
[4] 惰：原作"隋"，据重刻本改。

精·选·海·外·珍·稀·中·医·方·书·十·种·校·释

续易简方论后集

[宋] 卢祖常　纂次

张志斌　于大猛　校释

《续易简方论后集》目录

永嘉　砥镜老人　卢祖常　纂次

卷之一

论养胃汤[1] ……………………………… 150
论参苏饮 …………………………………… 155
　必胜散[2] ………………………………… 156
　茯苓补心汤 ……………………………… 156
论三生饮 …………………………………… 156
　回阳汤 …………………………………… 157
　独香散 …………………………………… 157
　举卿古拜散[3] …………………………… 159
论姜附汤 …………………………………… 160
论五积散 …………………………………… 161
　催生汤 …………………………………… 162
　乌金散 …………………………………… 162
论小柴胡汤 ………………………………… 162

---

[1] 论养胃汤：此下原有"参苏饮"三字，据正文删。
[2] 必胜散：原为大字，然正文中并无此标题，只作为行文出现，改成小字。后同此者，径改不注。
[3] 举卿古拜散：此后原有"露星饮"三字，据正文删。

论真武汤 …… 163
论四逆汤 …… 165
论附子汤 …… 166
 桂枝附子汤 …… 166
 术附汤 …… 166
 甘草附子汤 …… 167
论五苓散 …… 167
论缩脾饮 …… 167
论渗湿汤 …… 167
 神曲酒 …… 168
 四味理中圆 …… 168
 如神汤 …… 168
 立安圆 …… 168
论降气汤 …… 168
 川方三将圆 …… 169
 杉木节汤 …… 169
 五兽三匮丹 …… 170
 三匮圆 …… 170

卷 之 二

论四物汤 …… 171
 安胎饮 …… 171
 野苎汤 …… 171
 川方蒲黄[1]黑神散子烦、子悬、皱脚、胎水 …… 172
论惺惺散 …… 173

---

[1] 黄：原作"方"，据正文改。

论理中汤 …………………………………………… 174

论平胃散 …………………………………………… 175

论感应圆 …………………………………………… 176

论断下汤 秘方断下散、秘方胃风汤、羚[1]羊角圆 ……… 177

论四兽饮 生熟饮、川方常山饮 ………………………… 179

论杏子汤 紫苏子八味降气汤 …………………………… 180

说钩曲脉 …………………………………………… 183

卷之三

孙志宁伤寒简要 翕翕发热、蒸蒸发热、潮热、寒热、
邪气在表、邪气在里、邪气半在表半在里、表证往来寒热、
里证往来寒热 ………………………………………… 184

李子建伤寒十劝 伤寒头疼身热、伤寒当直攻毒气、伤寒
不思饮食、伤寒腹痛、伤寒自利、伤寒胸胁痛、伤寒手足
厥冷、伤寒病在里、伤寒饮水、伤寒劳复食复 …………… 188

孙志宁论发热恶寒近似伤寒者五 伤寒证、伤食证、
痈疖证、风痰证、疟证 ………………………………… 190

论五香连翘汤 ……………………………………… 191

论青木香圆 ………………………………………… 192

卷之四

诸风例[2] …………………………………………… 193

  秘传金汞灵丹 …………………………………… 193

---

[1] 羚：此前原有"秘方"二字，据正文删。
[2] 诸风例：此前原有"药方"二字，据正文删。

大圣一粒金丹 …… 193
　　星附汤 …… 194
　　三建汤 …… 194
　　大省风汤 …… 194
　　小省风汤 …… 194
　　大紫豆汤 …… 194

伤寒例 …… 195
　　升麻葛根汤 …… 195
　　葛根解肌汤 …… 195

伤暑例 …… 195
　　五苓散 …… 195
　　消暑圆 …… 196
　　香薷饮 …… 196

湿例 …… 196
　　渗湿汤 …… 196
　　防己黄芪汤 …… 196

诸气例 …… 196
　　四七汤 …… 196
　　七气汤 …… 197

补助例 …… 198
　　青娥圆 …… 198

头风例 …… 198
　　寸金散 头痛失明 …… 199
　　透顶散 病后气虚头痛 …… 199
　　玉真圆 …… 199

小便夜多例 …… 199
　　川方五子圆 …… 199

渴非宣疾例 …… 199
　　玉壶圆 …… 199

玄菟丹 ………………………………………… 200
　　鹿菟煎 ………………………………………… 201
　　班龙脑珠丹 …………………………………… 201
妇人胎前产后例妊娠伤寒、妊娠安胎、妊娠中风、
　　妊娠患疟、妊娠小便不通、妊娠溺血、产后腹痛、
　　产后腰痛、产后脐下痛、产后阴肿、产后阴挺出、
　　产后水泻、产后大便秘、产后虚汗、产后褥劳 …… 201
小儿惊例慢惊风、风定调脾、欲生风、虚甚作慢惊、困而
　　不惺、已作风候、急惊风、急惊顷刻十发 ……… 202
小儿疳例 …………………………………………… 203
　　史君子圆 ……………………………………… 203
　　肥儿圆 ………………………………………… 204
痈肿例 ……………………………………………… 204
　　川方香黄散 …………………………………… 204
　　拔毒圆 ………………………………………… 204
　　内补散 ………………………………………… 204
　　番香散 ………………………………………… 204
口疮例 ……………………………………………… 205
　　赴筵散 老人口疮咽痛 ………………………… 205
喉闭例 ……………………………………………… 205
　　如圣汤 ………………………………………… 205
　　吹喉散 ………………………………………… 205

卷 之 五

嗜丹破迷说 …………………………………………… 206

三建汤指迷 …………………………………………… 208

后序 …………………………………………………… 210

 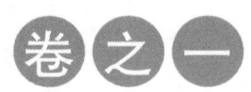

永嘉　砥镜老人　卢祖常　纂次

论养胃汤[1]

　　王硕浅见寡闻，不思仲景有曰，仲景，汉长沙太守张机字。凡伤于寒则为病热，热虽甚不死，惟两感于寒者必死。一日太阳受之，则与少阴俱病，即头痛口干，烦满而渴。二日阳明受之，则与太阴俱病，即肠满身热，不饮食，谵语。三日少阳受之，则与厥阴俱病，即耳聋囊缩而厥，水浆不入，不知人者六日死。余所死者，多由初病初药之误。王硕首背此训，强引养胃汤，为不问风寒二证，发汗剂用，大褒其功，明载[2]于卷，可谓半同儿戏，半同屠宰。祖常既知祸原，陈之不得不恳切。君子谨于卫生，览之不可不审谛。此汤王硕载于三十方之五，其戒世暗出于三十方之上，故移叙于首。兼以伤风伤寒，岁岁时时，人病者多中风中寒，古古今今，人病者罕，故述于先。却非不识诸风为百[3]病长，失其次序也。

　　此汤用厚朴、茯苓、苍术、人参、橘红、藿香、草果、半夏[4]、甘草九品，皆非表散风寒二邪汗剂，硕妄为□□[5]。故误世之庸盲，指九品内藿香为发汗。然神农一经无一语及，仲景一书无一方用。硕《易简方》前所载药性，亦无一字道着。此汤非古书所有，乃吾乡良医陈无择先生有所悟而述。先生轻财重人，笃志师古，穷理尽性，立论著方。其持脉也，有若卢扁[6]饮上池水，而洞察三因；其施救也，不假

---

[1] 论养胃汤：原脱，据目录补。后同此者，径补不注。
[2] 载：原作"戴"，文义欠通。据下文"此汤王硕载于三十方之五"用"载"字改。
[3] 为百：此处原书残破，无法考。据文义当作此二字。因无确凿依据，故按校释说明，用打框方式补出。后同此者，不再注。
[4] 夏：原阙，据《易简方》"养胃汤"补。
[5] □□：原因书页破损，阙二字。后同此者不注。
[6] 卢扁：指战国时名医扁鹊（秦越人）。

华佗剖腹刳肠,而彻分四治。愚少婴异疾,因有所遇,癖于论医,先生每一会面必相加重议,以两仪之间,四序之内,气运变迁,客主更胜,兴患多端,探赜奠至。一日先生忽访,语及乡达余史君光远,不以平胃散为性燥。世有畏燥,用姜、枣捣煮取其润者,以姜枣平胃散名;有用麻腐煮苍术取其润者,以受拜平胃散名;有加参、苓分其燥者,以参苓平胃散名。惟精修服饵不辍,饮啖康健,两典瘴郡,往返无虞,享寿几百。先生又悟《局方》藿香正气散、不换金正气散,祖于平胃。遂悟人身四时,咸以胃气为本,当以正正气、却邪气为要。就二药中,交互增加参、苓、草果为用。凡乡之冬春得患,似感冒而非感冒者,秋之为患,如疟而未成疟者,更迭问药,先生屡处是汤,随六气增损而给付之,使其平治而已,服者多应。

先生立是汤,以养胃名,其义可见。然乡之从先生游者,七十余子,类不升堂入室,惟抄先生所著《三因》一论,便谓学足无病不治,而去宜其年皆不永,而名无闻。硕虽尝一登先生门,乃辄主是汤,不问风寒二证及表里之殊,均可治疗,令先用厚被盖睡,连进数服,仲景法云:只先服药,后温覆。硕云:先厚覆盖睡,后进药。厚覆与温覆不同,先药与后药有异,反仲景之治法者一。仍以薄粥、热汤佐之,仲景治法云:服麻黄汤不啜粥。王硕云:啜薄粥,又啜热汤,反仲景之治法者二。令四肢微汗溅溅然,仲景汗法云:使遍身漐漐,微似有汗。盖以邪中太阳一络,其经从目眦起,上头连于风府,分为四道下项,并正别脉六道为诸阳主气。或中寒邪,必发热恶寒,缘头项腰脊是太阳经所过处,故头项痛,另体疼腰脊强。王硕只令四肢微汗,而一身之邪何由尽除,反仲景之治法者三。硕发言似是,究实悉非。

愚按仲景治伤寒法言之,初病发热头痛,恶寒无汗身疼,其脉浮紧,是乃寒伤荣,为病深。故处麻黄辈发其寒邪,随汗而越。按仲景治伤风法言之,初病发热头痛,恶风有汗而烦,其脉浮缓,是乃风伤卫,为病浅。故处桂枝辈,散其风邪,温表而解。二者正以恶寒恶风,无汗有汗分别,而用麻黄、桂枝。《易简方·叙》分辨伤寒,既云:恶风伤风,亦云恶风,未闻伤寒有恶风者,三误也。若有前项伤寒证,现其脉合浮紧，而反缓，则是伤寒见风脉。若有前项伤风证，现其脉合浮缓，而反紧，则是伤风见寒脉。故处大青龙汤，以总治之。硕并主用养胃汤，是将向品，使其风寒二邪发越也。

无择先生每念麻黄、桂枝二汤，世人不识脉证者，举用多错，精加讨论。《局方》五积散一药处用之理，极有神功，先生又于中汰去麻黄，名■■■[1]。如有前项伤寒证，现身痛无汗者，则加葱白、豆豉同煎。可代麻黄汤。如有前项伤风证，现有汗者，则加川芎、白芷同煎。可代桂枝汤。尽可备。不明脉者，只详证为初药平治之，自罕差。夫先生岂小补哉？由是乡之富贵贫贱，皆所共闻，闾里铺肆，悉料出卖。硕既为先生门人，亦须薄知一二，却乃不载颠末，反效师巫仵子，诳世愚民，不问风寒二证例令，盖故絮，啜热汤，白劫其汗，借养胃汤为汗剂，以显其功，术亦谬矣。是以《易简》行之未几，硕家至无噍类[2]，报应之速如此哉。

愚更以伤寒未易轻发汗者为告，约而言之，于中便有四难。若发热头疼，有汗而非无汗，恶风而非恶寒，例发其汗，汗不止为漏风，间有发而为痉者，此分外证发汗之难一也。至于发热头痛尺脉迟者，为荣虚血少，不可发汗；发热头痛脉弦细者，此属少阳[3]，不可发汗。汗则谵语，此分脉发汗之难二也。动气在左，不可发汗，汗则头眩，汗不止，则筋惕肉瞤；动气在右，不可发汗，汗则衄[4]而渴，心苦烦饮则吐水；动气在上，不可发汗，汗则气上冲，正在心端；动气在下，不可发汗，汗则无汗，心下大烦，骨节苦疼。此知内证发汗之难三也。春虽宜汗，不可大发汗，以阳气尚弱；冬不可大发汗，以阳气伏藏，汗之必吐利，口中烂生疮。此知时发汗之难四也。况仲景分列其他不可发汗者

---

[1] ■■■：三字原为墨丁。后同此者不注。
[2] 至无噍类：意与成语"噍类无遗"基本同义。此成语出自南朝梁任昉《策梁公九锡文》："含冤抱痛，噍类靡余。"指没有剩下活人。
[3] 阳：原作"肠"。《伤寒论·辨少阳病脉证并治》作"伤寒，脉弦细、头痛发热者，属少阳"。据改。
[4] 衄：原作"衂"，同"衄"。

三十余条，孙[1]与王皆不尽识。仲景且谓九月、十月寒微病轻；十一月、十二月寒严病重；正月、二月寒解病微；三月、四月阳气弱，暴寒折，为病犹轻；五月、六月阳已盛，暴寒折，则热亦重；七月、八月阳已衰，热亦微。治法轻重各有其殊。是法，硕与志宁，各不曾见。而许氏《本事方》载，范云不可忘汗，为医者戒，亦不过目。《本事》所载云《南史》著范云为陈武帝属官，有九锡之命在旦夕，范云忽患伤寒，感不预庆事，召徐文伯诊视，以实恳之。曰：可便得愈乎？文伯曰：便愈甚易，恐二年后不复起耳。云曰：朝闻道夕死犹可，况二年乎？文伯劫取其汗，顷刻而解，云甚喜。文伯曰：不足喜。后二年果卒。夫取汗先期，尚促寿限，况不应汗，及不问风寒二证、内外之殊，一例轻劫其汗乎？由是而观，则妄用养胃汤发汗，盖不止犯三失四难也。其误其害，当无穷矣，切告毋袭其说。先用厚被盖睡，进药数服，啜薄粥饮、热汤，轻劫其汗，此所当痛戒者。虽然若冬时严寒，非感非冒，果重伤于足太阳膀胱之经，或未发热，必先有寒，或已发热，必须恶寒而头痛，更加以体疼脉浮而无汗，或脉寸尺部俱紧者，此为正伤寒，当正发其汗。若以仲景论服麻黄汤，只云覆取微似汗，不须啜粥。论服桂枝汤，却云：服汤已，须臾啜热稀粥，以助药力，温覆令一时许，遍身漐漐，微似有汗者，益佳。不可令如水流离，病必不除，若一服汗出差，停后服，不必尽剂服汤已。须臾啜热粥，以助药力者，是亦俟其药气行而后啜，宜消息之，尤认见其未易轻于劫汗也。苟应汗不汗，却能发为衄䘑，在仲景散条，却曰：太阳病，脉浮紧发热，身无汗，自衄者愈。然此发衄病家惊怖，而欲强止之，有识医者，乃暗喜其欲解。仲景又谓，既衄之后，不可再汗。汗出必额上陷，脉急紧，直视不得瞬，不得眠。尤宜审此。有如实斋王先生守吴曰：姪婿卫学士患伤寒，诊其六部，俱数而歇至。愚谓此脉名促脉，非伤寒家有，莫是病来曾怒否？曰：然。愚以外邪未足虑，先用苏合香圆如半圆眼大，新冷水磨化与

---

[1] 孙：当即下文之"志宁"。亦即卷三提到增修《易简方》的孙志宁。

饮，以试脉应如何。须臾脉复通而浮紧，面色赤而目瞑。愚曰：此必衄作。食顷果衄，先生抚几称奇。随只易八味降气汤，两剂而愈。大凡衄后，尚有头痛体热未尽解，少与桂枝汤，不宜再取汗也。

前分正伤寒正汗之说，无识者勿讶。尽以伤寒有正病、有并病、有合病之分。其并病者，太阳初得病时发其汗，汗先出而不彻，因转入于阳明经者，并病也。合病者，乃太阳、阳明、少阳三经，互合为病也。其详愚尝分辨于拟进南阳活人，参同余议之中矣。

养胃汤非发汗剂，隔陌强引，治不中病，宜其热必复留。却于方后云：热未除，以参苏饮款款调之，不知款款养病，久而变坏矣，一误人也。今以仲景朱肱治法，细而陈之。若初得病，头痛发热无汗，虽已服麻黄之类发其汗，而热未除，脉犹浮数，是乃表证尚在，而仍发热，宜桂枝汤，以其脉浮数，属表故也。若得病头痛发热有汗，合行温表，反用麻黄之类，大发其汗。因尔汗多虚热继留，其证筋惕肉𥆧，是乃汗多亡阳，而仍发热，宜真武汤，以其筋惕肉𥆧属虚故也。若初得病恶寒，其人本不伤风，而伤于寒，治在太阳，可发其汗。发汗后不恶寒，只发热，此表证虽罢，胃亡津液，发为实热，宜调胃承气汤，以其不恶寒表证罢而知也。若初得病不恶寒，其人本不伤于寒，而伤于风，复伤于热，治在少阴厥阴，不可发汗。医误发汗，已而身灼热，此治不应法而热不去，是乃风热在，而身灼热，宜知母干葛汤，以其身热甚，外火之灼而知也。此四者，一以桂枝、芍药辈，微取其汗；一以附子、茯苓辈，补其阳；一以大黄、芒硝辈，下泄其安；一以知母、干葛辈，解写[1]其肌。补泻汗下，霄壤辽绝，只以参苏饮款款调之，可乎难矣哉。

养胃汤强劫其汗，邪不尽去，头疼如故。却于方后云：当以葱白生姜汤下圣饼子。可谓缓而不切，兼圣饼子名多重出，若是《局方》如圣饼子，当明言令分晓，亦合云细嚼噙下[2]，不当只说"下"一字，

---

[1] 写：通"泻"。《管子·度地》："内为落渠之写，因大川而注焉。"

[2] 噙下：《和剂局方》卷三《治一切气》"如圣饼子"方后云"茶、酒任下，熟水亦得"。据此，"噙下"之义当为"用何汤下"。

二误人也。朱肱《活人》书中六十九问，已发汗，头痛如破，连须葱白汤不止，葛根葱白汤。

养胃汤所用九品，已见前说，皆平和剂，而硕谓兼治四时瘟疫，果如其说服之，非独药不中病，而死生反掌矣，三误人也，切宜审谛。瘟疫为病，极为可畏，一家传染，或至一方长幼，患状悉多相类。

养胃汤硕用以治饮食伤脾发为痎疟，痎音皆。然治饮食伤脾之疟，当克食以理脾，但痎疟一病，非因食成。《圣经》[1]曰：夏伤于暑，秋成痎疟。世医但说无痰不成疟而已，其感多门。暑疟治不中病，留连不已，故为痎疟。痎，老疟也。孙、王皆不明其因暑，妄为指治，四误人也。审之审之，治疟之法，愚已载于四兽饮中。

论[2]参苏饮

硕云：治一切发热，头疼体痛。此三证，惟太阳经伤寒则备有之，若伤风，即无体痛之证，一非也。又云：若憎[3]寒壮热者，当先服养胃汤。复热着不反，二非也。又云：单单发热者，止服此饮。硕自知此药非专治伤寒、发热、头痛、体疼之剂，一款招就，自合改悔。又复强曰：若因感冒，亦如服养胃汤法，厚被盖睡，连进此药数服，汗出即愈，或尚有余热，更宜徐徐服之，自然安平。徐徐之说，即是前所谓款款也，皆非一药对一病，一日可一疾，三非也。窃详是饮，本名前胡散，专主劳心过度，气结痰饮作热。先生每每对证处用，多效，褒其名曰参苏饮。硕何苦隔陌强引，且于方后力云：但是发热，皆能作效，不必拘其所因。此语误人尤甚。然发热有一十三门，可得以一药律乎？硕亦自知止治气结痰饮作热，乃过其说曰，又治痰气中人，停留关节，手

---

[1] 圣经：可能指《黄帝内经素问》，也可能指《圣济总录》，此二书皆有"夏伤于暑，秋为痎疟"一句。
[2] 论：原无。据目录补。后同此者，径补不注。
[3] 憎：原作"增"，"增"通"憎"。《墨子·非命》："我闻夏人矫天命，于下帝或是增，用丧厥师。"按例，通假字不改，然此处为避免歧义，改用正字。

脚軃曳，口眼㖞斜，半身不遂，头痛发热，状如伤寒者，悉能治之。此尤担阁杀人！痛思纵作痰气患重，何便使人似中风证如伤寒状也？参苏饮又岂能疗手脚軃曳，口眼㖞斜，半身不遂？又云：治吐血、衄血、便血。略无近傍，虽大料大釜煎汤，一日三浴，亦莫能效。

《局方》有**必胜散** 治男子妇人血妄流溢，吐血、衄血、呕血、咯血。用小蓟并根，蒲黄微炒，熟干地黄，芎䓖，当归去芦，人参，乌梅去核，各壹两。捣罗为粗[1]散，每服五钱，水壹盏半，煎至七分，去滓温服，不拘时候。

又云：并治妇人下血过多致虚热者，并得其宜。妇人下血过多致发虚热，调血则热自不作。孙与王既谓虚热莫投之，益虚否投之，却不独担阁，祸即继生。又云：治用心过度发热。此则有之，先生尝以是参苏饮二分，加妇人四物汤一分，用之多应，因以**茯苓补心汤**名之。硕乃诡秘，不著此汤之效以晓世，亦如五积散之不肯显以示人也。

论三生饮

《易简方》第一三生饮，用天南星一两，附子、川乌各半两，木香一分，本专治卒中，昏不知人，口眼㖞斜，半身不遂，痰涎潮上，咽喉锯声者。盖以贼风中人有若锋镝之中，既而仆地，昏[2]不知人，其候已重，非感风、冒风、伤风之比。先哲处方，扬天南星为君，抑附子为臣，川乌为佐，故减其半，木香为使，又克半焉，此治风抑扬制摄之法在是。硕妄云，主病不问外中风寒。详南星、附子、川乌，合为一伤，除搜风豁痰，为用何品，以为驱遂中寒之正药也。昔有武士守边，大雪出帐看视，忽尔中倒，随行医官急灌大剂附子理中汤乃苏，载于方论，尽可为例，何必隔陌强引也。审此，则三生饮不与中寒相关者一。又妄

---

[1] 粗：原作"麁"，同"粗"。
[2] 昏：原作"昬"，同"昏"。

云，主治内伤喜怒。正经固曰，暴怒伤阴，暴喜伤阳，厥气上行，满脉去形。去形之说，亦能暴绝也，一以气伤阳，一以气伤阴，其气逆而上行，乃属内因，如何用外因药治之？况喜则气缓，气既缓矣，其能禁受生南星、附子、川乌等剂，大为疏豁乎？怒则气上，气既奔矣，又将何品启其正气归于元乎？

《局方》气部自有**回阳汤**，例其汤用。益智仁、川乌头炮，去皮、脐、干姜炮。各一两，青皮半两，附子壹只，重八钱者，生，去皮。㕮咀。每服半两，水二大盏，生姜十片，枣三枚，盐少许，煎七分。去滓温服。治丈夫妇人无间老幼，卒暴气中。

若气中闭目不语，四肢不收，昏沉者，只与**独香散**。南木香不以多少。为细末，用冬瓜子煎汤调下。

又无故而瘖者，脉不至，不治自已，谓之风可乎？人有重身九月而瘖，产讫即语，又谓之风可乎？审此，则三生饮主治，不与喜怒气中相关者二。又妄云：或六脉沉伏，或指下浮盛，悉宜服之。夫此二脉，正有阴中、阳中之分，正经谓之寒中、热中是也。若脉见沉急，颜青脸白，如懈如怠，此为寒中，治法则有天雄、附子，例三建汤、星附汤之类是也。脉见浮洪而急，颧赤脸赭，如醉如怒，此为热中，治法则有防风、独活，例大小省风汤、紫豆汤之类是也。审此，则三生饮主治，不与寒中、热中双关者三。又妄云：气虚眩晕，悉有神功。然病人气虚致于眩晕，气虚甚矣，倘[1]经南星、川乌、生附，一豁一耗，性命安在？审此，则三生饮不与气虚眩晕双关者四。硕之轻视人命大概若是，志宁无所删修，其他可见。至于证后埋头，又曰：但口开手散[2]，眼合遗尿，声如鼾睡者，并难治疗。若此立说，则五证中凡见一证，遂皆不治，此其可哉？按《经》言之，身虚急卒中，至五藏闭绝，脉道不通，气不往来，譬如堕溺，不可与期，何则？口开者，心气闭绝也；手撒

---

[1]倘：原作"傥"。此处同"倘"。
[2]散：通"撒"。《齐民要术·作鱼鲊》："漉着盘中，以白盐散之。"

者,脾气闭绝也;眼合者,肝气闭绝也;遗尿者,肾气闭绝也;鼻鼾者,肺气闭绝也。备此五者,始不可治。若见其一,犹当审余证,详余脉,以施救疗。盖以初中,眼合者多,痰上鼻鼾者亦多。惟遗尿、口开二证,俱见为恶。心为五藏之君主,肾为一身之根本,诚不可闭绝也。或谓硕莫以此药可主治外感风寒乎?若曰:外感风寒,施此驶剂,是犹统大军捕窃盗,盗未就擒,已先耗库廪,扰民庶,益见其不识病之浅深,药之轻重也。志宁于硕此第一方后,首立一段俚语,以为新人之耳目,喜人之听信。云:风中脉,则口眼㖞;中府,则支[1]体废;中藏,则性命危。继云:凡中府脉浮而数,宜以星附汤热服,汗出立差。未见其效为如何?且是动辄发汗,兼亦未晓此汤于初中时投,还于风苏后,肢体废而投也?苏后投之,而星附汤一汗立差,其奇效如此,古人各多载其方,俱不载其奇幸见于今日,然欤?否欤?愚窃详中风一疾诚为可畏,诸书皆号为百病长,人多不谨而中之。僵仆倒地,风性卒也;痰涎潮鸣,风性激也;手足搐掣,风性动也;牙关噤闭,风性紧也;头脊反张,风性急也;精神昏迷,风性毒也。其有上项病证,一时蜂起,极为困笃,仓猝之间,药不可入。世多传以苏合香圆,擦启牙关;或以生半夏、皂角为末,吹入鼻窍;或灌以陈酒梅汁,酸收其痰;或灌以真麻油调麝香,疏通其气。又有主多用麝香煎、五积散,为之兼行要药者。倘或不然,殆见风气益增壅郁,秘文有肝木达而风气散之玄旨者在是。更详志宁云"汗出立差"之说,亦未可听。考之轩帝《正经·风论》[2],分别肝、心、脾、肺、肾五藏风证。皆云:有汗,大肠、小肠、膀胱、三焦与胆五府,皆无中风之证,惟胃之一府有之。其证亦颈多汗,又安敢轻用发汗,求其立差?愚已详著于拟进《太平惠民和剂》类例之中矣。志宁于方尾复云:今人见中风昏塞,杂进至宝丹、灵宝丹,殊不知阳证可用至宝,阴证可用灵宝。言之亦若有识,细考二丹用药叙证,无

---

[1] 支:通"肢"。《墨子·修身》:"畅之四支,接之肌肤。"
[2] 正经风论:指《素问·风论篇》。

非为热极生风而制也，未见其明分阴证、阳证用。志宁既闻有阴证、阳证之分，何不与硕分六脉沉伏，与或指下浮盛，别其阴阳？却例主星附汤，发其汗立差也？愚老矣，经事久，多闻多见，至宝、灵宝，可长于省风，而不长于起废。莫若大圣一粒金丹、秘传金汞灵丹之兼功也。其口眼㖞斜者乃是邪气中人，邪气反缓，正气反急，正气引邪故为㖞僻，宜以萆麻研膏，涂手心中，置银盂于萆麻上，注以热汤，口眼即正，洗去萆麻。右㖞左引，左㖞右引，却不可不知。

有若妇人新产中风，名曰蓐风。宜以荆芥一味，新瓦上焙干，为末。温酒或豆淋酒调服。甚而角弓反张，亦能作效。古人秘惜其方，尚名为**举卿古拜散**。盖举卿荆字，古拜芥字，妙可见矣。因并著之。

吁！去圣愈远，大道将坠。世医类以《易简》为师，俚语为友。凡见手足有患，咸指为风，闻见因循，不救者众，未易枚举。昨何侍郎有女适夫，夫既早世矣。女患十指拳挛，掌更莫举，肤体疮疡粟粟然。阳[1]剂杂进，饮食顿减，几于半载。愚适与诊之，则非风也，乃忧愁悲哀所致。尔众强其为臆度，愚举秘文明之曰：神伤于思虑，则肉脱；意伤于忧愁，则支废；魂伤于悲哀，则筋挛；魄伤于喜乐，则皮槁；志伤于盛怒，则腰脊难以俛仰。今之证，支废而筋挛，病属内，非因外也。于是料内因药，仍以鹿角胶辈，多用麝香熬膏，贴痿垂处，渐而掌能举，指能伸。又一贵人为台官，臂痛牵紧，多曰风成，或曰饮法。愚诊其脉，濡而来反急，明其为湿。以苍术、附子各等分，木香四分之一，姜煎，帛盖。屋上露星一宿，次日重汤暖，服之。数日奏功，而其病果因庐墓受湿而得。又一贵人右臂肿重，莫能运举。诸医环议，因作风治，亦将旬矣。愚诊讫，对众曰：三十六风，二十四风，悉无肿证，乃湿耳。坐中有后辈，强聒曰：湿何能肿重而拘挛也？徐悟之曰：《正经》云，因于湿，首[2]如裹，湿热不攘，大筋緛短，小筋弛长，緛短

---

[1] 阳：此"陽"，依据上下文应为"湯"之形误，即"汤"。
[2] 首：原作"有"。《素问·生气通天论》云："因于湿，首如裹。"据改。

为拘，弛长为痿，故使之然。中有医僧欣然起，曰：老先生学传识远，愿请教，合用何剂？愚云：不必好异，只《局方》防己黄芪汤足矣。僧大喜，急治两剂，并滓为三进之，夜半小便一行，次早贴然如故。又吾乡高府一子弟，忽患两足拳挛，连腰疼楚彻骨，脉弦紧盛，此证两感寒多于风，只投《百一选方》养肾散，随应。又一贵人，乙未岁省闱出院，患右臂一边肿重，不举尤甚。宝齐王先生转委诊视，既肿且重，脉反缓濡，亦脾经中湿，供汉附汤。其门下有一武人，姓李媚灶，自是执为风治，进蜈蚣等药，不与病对，竟莫能起。此等蛇虺之徒，养之于平时，戕之于缓急，何济吾事，医非尝试之术也。生平更历如此类者甚众，姑摭其略言之，不幸而有疾者，勿以先入为主。

论姜附汤

姜附汤今亦显载于《局方》，附子皆云生用，断断不易。凡世之倚傍圣教，层浅称医者，视为日用常行。何硕与志宁，亦各不曾过目，一误一从，悉云熟用。然生之与熟，大相辽绝，利害所关，是不学之误一也。其方仲景二出，用干姜壹两，附子壹枚，生，去皮、脐。然附子纵重壹两，去皮、脐，已不等分，况有不重壹两者乎？兼其方载干姜，既为主治之君，在附子之上，已知其不责附子之等分也。硕不独不载生用，却载二味各壹两，是不学之误二也。本方只主治伤寒经汗下已之后，昼日烦躁不得眠，<small>硕落"不得眠"三字，志宁不与增。</small>夜而安静，不呕不渴，无表证，身无大热，脉候沉微。仲景见其昼虽烦躁，夜已安静，不呕不渴，表证已无，脉候沉微，虑变为阴极之证，故处干姜引其阳，行其脉，生附逐其元伤之寒邪。硕指炮熟为用，邪可去乎？是不学之误三也。硕至于本方服饵法后，引仲景分脉为证，复反不遵仲景本法云脉候沉微，却云六脉沉伏。伏脉按之，彻骨不足，举之无有；微脉极细而软，手下若有若无。王叔和分别二脉者，正以各有主病。今指微为伏，是不学之误四也。又云易熟附为生，名白通汤，治伤寒下利，是不学之大误五也。窃详伤寒下利，仲景立二十四法，朱肱分为二十五条，各随其兼见之证，各著其对病之方，有与猪苓汤者，有与生姜泻心汤者，有与猪肤汤者，有与甘草泻心汤者，有与大柴胡汤者，有与四逆汤者，有与当归四逆汤者，有与通脉四脉汤、桃花汤、真武汤、白头翁汤、栀子豉汤、小青龙加芫花汤、五苓散、桂枝人参汤、十枣汤、葛根黄芩汤、赤石脂禹余粮汤、大承气等汤之不一。惟有少阴病下利脉微一证，始属白通汤耳。硕但欲合《易简》之名，不分脉证，只以"伤寒下利"四字总包之，白通汤一药总[1]治之。只此误，自有一十九证，非独五也。不知自庆元丙辰至淳祐辛丑，凡有《易简》，摸其病，套其方，投其药，变坏暗杀几人？兹志宁不与增修，复从其误，使人重信，则必自淳祐辛丑传十辛丑，浸浸不已，又复杀人无已时矣。痛哉！痛哉！更详陈之，启发其昧。仲景一百一十三方，用附子者二十一。熟用者十有三，必佐麻黄、桂枝、大黄、黄连、黄芩、细辛辈。生用者八，姜附汤、四逆汤、白通汤、白通猪胆汤、通脉四逆汤、通脉四逆加猪胆汤、四逆人参汤、茯苓四逆汤是也，必方方皆用干姜为正，未闻用熟附佐干姜也。学不造此，则将何以语汤剂、瘳民瘼耶？

论五积散

五积散治疗，《局方》载之甚详。愚既力排养胃汤非发汗剂，尝借是散，加葱豉煎以代麻黄汤，加芎芷同煎以代桂枝汤，为不识者对证用。虽然若太阳经伤寒证具而兼喘者，当正行麻黄，而不可代。若太阳经伤风证具而兼烦者，当正行桂枝，尤不可代。此不可不深知也。若能审养胃汤中所载初病初药，而更审此两证施用得当，不为坏病，则仲景三百九十七法、一百一十三方，皆可掩卷。有若良将之善用先锋，而后军屯师百万皆可按堵。而硕泛举是散云，或为寒湿所搏一身凛然急用此

---

[1] 总：原作"摠"，同"总"。

药，如服养胃汤法，以被盖覆令汗出愈。思之"一身凛然"，苟属在阴证，其可汗乎？况只凛然，别无头痛、发热、体疼、无汗恶寒等证，何苦动辄急发其汗，以速后患，诚不可也。硕又举治痃癖癥瘕、小肠气痛，加炒茱萸半钱，茴香一字，盐少许同煎。《局方》亦载并治膀胱等病，加煨生姜，盐少许同煎，若是膀胱小肠气病为可施。若痃癖癥瘕，各有其形，男为七疝，女为瘕癖，未易轻散，治法各不同。

硕亦尝窃闻无择先生，于是散去麻黄，加附子、川乌、南星、木香、阿胶、杏仁，名**催生汤**。硕轻单举是散醋煎，为催生用，且于芎归汤后，又载是汤，以坚其缪，是乃废无择先生之增损法也。

硕若欲简而易办，世有传**乌金散**。只用百草霜、白芷等分为末，每二钱，童子小便、醋各少许调，更以热汤化服，以防万一。治横生难产，兼治胞衣恶物不下，脐腹痛，腰腿重，此药能救子母性命于顷刻间。催生药多，此方便捷。

志宁述举五积，为下腹中死胎。然而胎死腹中，救急如救焚。设不取乌金散，《局方》有成见，黑神散、大圣散，兼仓猝可需，且系产科正药，非出杜撰。兼有蒲黄黑神散，可治胎死腹中，四肢冷，口出沫，爪甲青黑，温酒调服，须臾胎暖自下。何必与举此担阁之剂？硕又云：产后发热，或往来寒热，不问风寒，均可治疗。继而连文用醋煎，夫产后感冒风寒，醋煎可乎？产后血虚发热，醋煎又可乎？投之一剂，利害匪轻，识者宜谨择之。胎前产后之详，愚尝载于和剂类例之中矣。

论小柴胡汤

柴胡汤，合明载作小柴胡汤，盖缘有大柴胡汤之别也。其方仲景叙证，本治伤寒温热病。夫温热病者，乃冬伤于寒，不即为病，寒毒藏于巨脑之下，风府之间，至春暖发为温病，夏暑发为热病，各有治法。硕以温病为瘟疫，治法却大有异。此眼前事，志宁亦不与修订，使其名正用便，一失也。硕云，治伤寒劳复。仲景自分条有三：其一，出大病差后劳复枳实栀子汤；二出伤寒差已后更复热小柴胡汤；三出脉浮以汗解，脉沉以下解。是未易不以脉证分而以一药治也。孙不与增一病对一法，二失也。又云：妇人热入血室。然而仲景分条亦三：一出阳明病下血谵语，此为热入血室，但头有汗刺期门得汗愈；二出妇人太阳经中风，七八日续得寒热，发作有时，经水适断，此为热入血室，其血必结，小柴胡汤；其三，出妇人太阳经中风，发热恶寒，经水适来，得之七八日，热除而脉迟，身凉胸胁下痛，如结胸状谵语者，刺期门。仲景因有谵语不谵语，经水适来与适断，而对证施救。孙不与分使其当刺、当汗、当下，令其明白，三失也。至于引仲景加减法，尤暗有误。心下悸，小便不利，去黄芩，加茯苓。硕漏去"小便不利"四字，然茯苓因小便不利而加，若小便如常，何加之有，此又误中之误者一。胸中烦而渴，去半夏，加人参、栝楼根，只云加栝楼不云根，且不加人参，此误中之误者二。咳嗽者，去人参并枣，加五味子、干姜，不云去人参，只云去枣。又云或六七日，目中不了了，睛不和，无表里证，大便难，身微热者，急下之，宜大承气汤、大柴胡汤。仲景以病急用急剂也，硕弃急效大承气汤，且欲弄巧称能，只于小柴胡汤，去人参、甘草，加枳实半两，大黄一两，芍药三分，名大柴胡汤。考其分两，尤误中之大误者三。若依硕方，以柴胡二两为率，较之仲景祖方柴胡八两，则是料四分之一。祖方枳实八枚，分之为四，合用二枚，反用半两，未闻枳实一枚重二钱半者，大黄祖方用二两，分之为四，合用半两，反用一两，此误中之大误者四矣。不知志宁所增修者何事，志宁自恃专司命之权，胁诱公卿之重名，锓于梓板，以华其传，吐写庸盲之厉气，播诸缙绅，以虚其誉，此其可哉？不减昔人热利器，整贵人容，干贵人事，是时贵人乌得而不强从也？

论真武汤

真武汤，仲景云：主治有二。一以治太阳病发汗，汗出不解，其人心下悸，头眩，身瞤动，振振欲擗地者。仲景谓，汗多亡阳而然。硕叙证反云：此由渴后饮水，停留中脘所致。兼上项证，只是"经汗不解"，硕自添一下字，作经"汗下不解"，一误；仲景一出治伤寒二三日不已，至四五日，腹痛，小便不利，四肢沉重疼痛，自下利者，仲景谓此证有水气而然。硕反不云因有水气，二误。又落却"小便不利"四字，三误。仲景审证，知四肢沉重疼痛，乃水性沉重，故痛亦沉重，硕落知"沉重"紧要两字，四误。仲景云"自下利"，硕反作"大便自利"。大便自利则是大便如常流利，未为清切；自下利，即是小便不利，因为自下利。此正如不因医家药发其汗，而自有汗类也，五误。及其述仲景加减法，小便已利者，去茯苓，见得元有小便不利一证；下利者，去芍药，加干姜，见得系是自下利，不是大便如常自利；呕者去附子加生姜。硕不云去附子，只云每服加生姜五片，只加减中又成四误。志宁懵然莫晓，增不增，修不修，蓦地于是方后舍去论伤寒证治。白入野说，以表有学。滥云：今人每见寒热，多用地黄、当归、鹿茸辈，补益精血，殊不知药味多甘，却成恋膈。详前三品，诚未为甘，若制为圆，又何恋膈？况夫物性有尽，制而用之，将使无尽；物用有穷，变而通之，将使无穷。志宁何尔执一而废百也。继又杲曰：若脾胃大段充实，方能滋养，然犹恐因时致伤胃气。"胃为仓廪之官，受水谷之处"，此十字自轩帝《正经》传之。古今只曰仓廪之官，水谷之海。《经》又曰：肠胃为市。盖言其无所不纳，"处"之一字，皆道听涂说来。更详脾胃大段充实之人，精血自旺，何假药饵滋养？胃既素充实，又如何犹恐因时致伤胃气？况胃属阳明，《圣经》中指为至阳，能腐热谷、畜、果、菜一切滋味，传于脾，分于大肠、小肠，二便之下。其气尚腾，何地黄、当归、鹿茸，便伤其胃气？又杲曰：所谓精气、血气，皆由谷气而生。此庸愚亦能知晓，何苦便斥用地黄等药，未见其为生血，而谷气已先损矣，其说缪甚。兹特为详而陈之，无蹈志宁谬说，斥上品名药，以沮绝后世之滋养补益也。孙若斥其三品多甘，莫甘于甘草，经方少有不用者。又甘莫甘于蜜，而补剂未尝不假以圆者。况稼穑作甘，黍、稷、稻、粱、麦、稻秫，神农皆称其甘，甘受和，脾喜甘。审此，未易以地黄、当归、鹿茸，而能伤胃气也。若斥其三品能伤胃气，不知如之何而伤也。伤胃气者，惟谷畜果菜，滋味过伤耳。《经》故曰：饮食自倍，肠胃乃伤。又曰：阴之所生，本在五味；阴之五宫，伤在五味。又曰：得之则生，失之则死，伤之则病。审此，又未易云地黄、当归、鹿茸而能伤胃气也。若斥地黄等药伤谷气，是又自道听途说中来。大凡人身胃□□□伤，谷气欲其损，谷损斯能为精为血，不损则病。有如伤寒差后多食，发为食复作热。仲景治法惟曰：损谷则愈。若斥三品，不可为退寒热治虚寒用，夫何本草地黄，则曰作汤除寒热，当归，则曰虚冷人宜加而用之，鹿茸又如何能伤胃气耶？志宁何见，并将神农，亦为之毁。吁！大哉孔子！天纵将圣，删诗定书，约礼明乐，繁易而修春秋，亦只述古人之意，不易妄作。志宁何人哉，乃敢以此罔世俗。地黄亦有可斥者，志宁却不能深究地黄一品，雷公诏世，必以酒九蒸九曝而后用，否则有滞脾之祸。愚谆谆之告，惟祈卫生君子，生熟药肆，当作子孙阴德，遵雷公制度。而志宁又引孙兆云"补肾不如补脾"为证，莫若只以固阳汤，调其寒热不致伤脾。是又舍胃而言脾也。且如固阳汤，即真武汤易其名，不能调阴调阳，如何分寒分热，兼载其方分两，又成大误。本方白茯苓三分，白芍药三分，各计重七钱半，白术二分，则重五钱，附子一枚（炮，去皮、脐，破作八片，只用二片），计之未及重二钱许。孙、王云：用茯苓、芍药各三分，却合元方，则附子当用二钱。孙、王云：用附子三分，则附子多用五钱半重，谓之合法可乎？凡此立说类皆庸盲俚语耳，只可一时坐中发为常谈，安可载于卷册，永远误人也。至于末后，又极其缪曰，若劳瘵之疾已成，无药能疗，惟膏肓灸法，最为效验。然或伤晚，亦恐不及，其他证状，胃风汤、逍遥散中具言之。劳瘵灸膏肓，既伤乎晚，胃风汤、逍遥散，可得而入口乎？志宁可谓不学无识之甚者。

论四逆汤

四逆汤，亦显载于《和剂局方》，附子生用。何亦各不过目，修合误不如本方者，尚且不可载，方为永远传，其可误乎？至于加减，乃妄引通脉四逆汤加减于本方后，又多脱落。有如面赤者，加连须葱白九茎，非独欠茎数，又且不云连须。腹痛者，去葱白，加芍药，不云去葱白，只云加芍药。痛者，加桔梗。利止脉不出者，去桔梗，加人参，不依本法去桔梗，只加人参，又成四误。差之毫厘，缪以千里，容可忽诸。

论附子汤

附子汤，本治风寒湿痹，已未其善。硕泛引以兼治疲极筋力，气虚倦怠，遍体酸疼。然此皆非风寒湿合病应有之证，况用生附为君，高其分两，于气虚倦怠人，非所宜投，一误也。又云去生附，用熟附，加干姜，名八物汤，却亦可治前项气虚倦怠等证，二误也。既用熟附，却不能疗历[1]节风，四肢疼痛如槌锻不可忍，反主用之，三误也。志宁不与删修，却于方后续云，大率风湿为患，遂用麻黄发表之药。汗出既多，则腠理空虚，便为偏废之疾。窃详风湿为患，惟是风湿相搏，发为肢体[2]重疼、难以转侧等证，亦湿性重着故也。初无发热、头痛、恶寒等证，兼见虽医之盲，亦未无端轻用麻黄。何其以己度人，纵作盲发其汗，古书只用汗多风去湿不去，肢体复重痛之旨耳。乌得便有偏废之患生？

风湿相薄，身疼烦不能自转侧，若不呕不渴，脉浮虚而涩者，**桂枝附子汤**例。桂枝二两，附子一枚半，炮，去皮，甘草一两，剉。每服五钱匕，水盏半，生姜四片，枣一个，煮八分，去滓温服。

若有前项桂枝附子汤证悉具，或其人大便坚，小便自利者，有**术附汤**例。白术二两，附子一个，甘草一两，炙剉。每服五钱匕，生姜五片，枣一枚，水盏半，煮七分，去滓温服，日三服。

---

[1] 历：原作"癧"。《诸病源候论》卷二《风病诸候下》"历节风候"云："历节风之状，短气，白汗出，历节疼痛不可忍，屈伸不得是也。"说明其关键症状是"历节疼痛"，与"癧"无关。今据改。
[2] 体：原作"躰"，同"体"。

若有前项病证，汗出短气，小便不利，恶风不欲去衣，或身微肿者，有**甘草附子汤**例。甘草一两，附子一枚炮，白术一两，桂枝二两。身肿者，加防风二两；悸气小便不利者，加茯苓一两半。剉碎。每抄五钱匕，水盏半，煮七分，去滓温服。微汗而解，以其证汗出恶风，故以桂枝为主病也，其药未辨。宜以《局方》防己黄芪汤，先进一二服，其病亦解。治湿不利小便，非其治也，故以防己为利小便之主病耳。志宁之说，骇人听览，观者审之。

论五苓散

五苓散，孙举主治阳明经伤寒发热，渴欲饮水，小便不利。及主治少阴病，下利六七日，咳而呕渴，心烦不得眠，皆以猪苓汤，妄云，即五苓散去桂加滑石。仲景即无阳明经伤寒发热、渴欲饮水之证，只有脉浮发热，渴欲饮水，小便不利者，猪苓汤。其脉浮者，乃太阳经伤寒，即非属阳明经脉，此出证误。孙云：猪苓汤，即五苓散去桂，加滑石。合去桂，并去白术，不云去术，只云去桂；合加滑石、阿胶，只加滑石，不加阿胶。误皆此甚，伤暑、中暑、伏暑，详载类其中。

论缩脾饮

缩脾饮，志宁克去缩砂、干葛，只用草果、乌梅、甘草三味，全失名义。此方乃以干葛可解其热；乌梅、甘草酸甘可生其津，缩砂、草果以快其脾，故名缩脾饮。志宁克其二味，则将何以符"缩脾"之义，无异士人试卷漏写官题，不足取也。

论渗湿汤

渗湿汤，用苍术、白术、甘草各一两，干姜、茯苓各二两，丁香、橘红各一分。本治寒湿所伤，身重，腰冷如坐水中，小便或涩或利，大便溏泄，皆因坐卧湿处，或因雨露所袭，或因汗衣裹冷湿，久久得之，腰下重痛，两脚酸疼。硕以是汤，只克去橘红、丁香，名肾着汤，以治腰重而痛，却不克去苍术，必犯肾恶燥之失。及引青娥圆类，以治肾虚腰疼，又引五积散加桃仁煎以治风寒相搏，腰疼。

愚因得以引**神曲酒**，以治闪着腰疼。其方用神曲<small>如拳大，烧通赤</small>。以好酒二盏，淬温取服，仰卧片时，即安。

末效，再服**四味理中圆**。加泽泻末<small>半钱</small>。同煎，以治败精坠腰腰疼。

如神汤，用玄胡索、当归、肉桂<small>等分</small>。末之，每服三钱，温酒调下。甚者不过三服，治气腰疼。

立安圆，于《局方》神应圆内加破故纸、桃仁、地肤子，并治五种腰疼。如诸药未辨，只服《局方》神应圆，亦可为五种腰疼之备。非失科目也，腰疼前论后论，亦见类例。

论降气汤

降气汤，合用前胡、厚朴、当归、甘草各二两，官桂三两，紫苏子熟、半夏、陈橘红各五两。志宁只用橘红三两，已犯其误。此方出《千金》，名紫苏子汤。曩湘东王患脚气，十年困笃，得此方遂安。近世明医，知其所自者，故加宣瓜为用，然脚气初发早服，亦可成功，若曰入腹攻胃冲心，略难觊效。志宁举此汤治脚气入腹，大便秘难，咽养正丹温利之。孙、王但见说黑锡、水银、朱砂皆阴，硫黄独阳，却不识硫黄大热，乃太阳之精，鬼熖居焉之品，加以见火，安有利性？投之何异抱薪，屡闻屡见。大凡脚气入腹，大便必秘，当须通大府，而后三毒始衰。通之不得其方，故尔徒扰肠胃，而风寒湿蒸之毒，无从而除，反能乘虚，益入益攻，益深益重，是时《局方》虽有三和汤兼用大黄等剂，亦莫能应。

留连变为奔上绞痛，呕吐号啼。**川方三将圆**最捷。用吴茱萸、宣木瓜、川大黄细末，糊圆绿豆大。每服五十圆，米饮下，未应多加圆数。盖茱萸、木瓜已是理脚气要药，又赖大黄领而宜泄之，为至巧也。感重，尚或未应，有减无增，不守此圆，遂行别换它药。

不得其当，亻见毒胜，痰逆闷绝，喘急汗流，昏塞抽搦，咬齿上视，致垂死者，惟**杉木节汤**为至妙。用杉木节斫碎一握，大腹子连皮剪碎七个，青橘叶剉碎一握。分二服，童子小便一小青碗同煎，绞汁半碗，服之。未通再服。其方出《外台》及董汲《总论》[1]，许氏《本事》等方。但庸医识不透，弃而不用之。故志宁于此降气汤后云，脚气上攻入腹，胸膈逆满，喘息自汗，及呕吐，腹脐坚硬，皆不可治，伎[2]止此耳。皆是莫深识杉木节汤奥妙，百发百中，垂死复生。但脚气一疾，有足三阴三阳，六经受病，而六经中每经又有其三。而经中幸有邪中三阴，其患必冷，邪中三阳，其热[3]必热之旨，可为消详也。前之所载药证清切，一棒一痕，独救阳明一经杀人危急之笃耳，余经分治。愚尝载于和剂类例之中，外有湿脚气一证。始初甚微，人皆认为内外臁疮。治不合，因渐重，则中陷边突者有之，四傍紫黯龟拆者有之。此毒已攻透外，无服走肌充皮毛等剂，其疮愈添愈开。只宜以荷叶心、藁本，或甘松煎汤淋洗，收其湿，拔其毒。仍服宣麻飞步圆，疮口自然渐敛。不可以紧药急收，疮口急合，毒却上攻，为祸亦急。疮虽可恶，却无入腹攻胃冲心之危为可喜。凡脚气治之得法，秋深壅疾已衰八九，或一二分微毒根存。至冬为寒袭，春为风袭，季为湿袭，加之以蒸深之气蒸之，势必再作。豪贵之家，每少安之后，宁免无少放纵。干脚气者，有《洪氏集验方》苁蓉茸附圆例。

---

[1] 董汲总论：或指北宋医家董汲（及之）所著《脚气治法总要》。原书佚，现有辑佚本。
[2] 伎：通"技"。《素问·灵兰秘典论篇》："肾者作强之官，伎巧出焉。"
[3] 热：承上文"其患必冷"，此字当作"患"。然此"经"不知云何，今本《素问》《灵枢》《伤寒论》《金匮要略》均无此语。只能存疑。

湿脚气，唯川方有**五兽三匮丹**[1]例。其方用鹿茸酥炙，麒麟竭即草竭，虎胫骨解片，酥炙，牛膝去根，酒浸，狗脊亦草根。燎去毛。等分。各修事为细末，以三匮圆料搜糊，为圆如梧桐子大，每服三五十圆，米饮或木瓜汤下，无灰酒半盏许下亦得。二药皆以降气汤咽之，尤佳。**三匮圆**以大附子一枚，生去皮脐，旋中心空，入细末，辰砂一两于内，宣木瓜一个，剜去心，匮附子于内，以余旋下附子末盖附子口，正坐于银暖罐中。重汤蒸十分烂，附子断白为度，研为膏，搜前五味圆。屡传贵家多效，患不再发。若无脚气，只手脚弱而无力者，服之尤佳。

更以分脚气之要言之，风、寒、湿三毒，各随所喜而入，风喜入肝，病多在筋；湿喜入脾，病多在肉；寒喜入肾，病多在骨。推类治之，亦思过半矣。吁！愿为良医力学者，当在乎致知，致知当在乎格物，物不格，则知不至。若曰只循世俗众人耳闻目见谓之知，君子谓之不知也。

锓梓至此，犹有持伤谷气之说为问。愚仰天叹曰：医理难明，抑至于是。故历举固本全冲宝章以告之谓，谷者，养真之物，冲和寓焉；药者，攻邪之物，慓悍出焉。圣人析此，盖欲管钥后世，恪全冲和，以续资始之道。谷入于口，聚于胃，胃为水谷之海，胃喜谷而恶药，药气入胃，不若谷气之先达。圣人载此，盖欲指南后世，先保冲和，以奉资生之道。正其卒伍，然后可以语兵革。备其土木，然后可以语隄防。调其荣卫，然后可以语汤剂。圣人就此，并以调荣卫言之。盖以水谷入胃，清者为荣，浊者为卫也。吁！胃气本天赋，谷气从外来。谷与地黄、当归、鹿茸，自是两途。初无七反畏恶避忌，何为而能伤谷气耶？此语只可晓问者，未能觉来世，故以纪之。

[1] 五兽三匮丹：从方子组成及制法，此方（下方称之"五味圆"）与下方"三匮圆"合在一起，乃成此丹。

 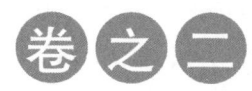

永嘉　砥镜老人　卢祖常　纂次

论四物汤

　　四物汤，品味治疗，备见《和剂》。不知近世何事谓其性凉，又谓滞脾。然此汤益冲任，滋气血，为妇人要药。不明其要，妄肆臆说，亦由器薄采卖之家，不曾依法用酒九蒸九曝地黄。此一药，生者性平，宜熟者性温补。制不如法，只见无益，若蒸数遍，足决然成功。月水不调，服之可；脐腹疠痛，服之止痛；血瘕气癥，服之可定；妊娠胎动，服之可安；寒热时作，服之可瘥。全在是汤，增减为祖，具载于右。

　　第一安胎为急，如胶艾汤。合于是汤，每服加阿胶一片，艾十叶，甘草少许。硕与志宁，于三味之外，又加干姜、黄芪。加黄芪，倍地黄者有之。若加干姜，愚却未见所出，宜审而用。盖恐有犯周鼎所集产前药食禁忌损胎之戒，其歌尾两句曰：干姜蒜鸡并鸭子，驴马兔肉不须供。盖明言干姜矣，疑事莫做。一方，于胶艾汤，加野苎根，入金银煎，名**安胎饮**。尤妙且稳。

　　请更言其妙者，有**野苎汤**。只野苎根二两，剉，炒，金银各一两许。为一剂，水、酒各一大盏，煎耗半，去滓，分两服温进，不以时。专治产前无故下血，腹痛不可忍，或下黄汁如漆、如小豆汁者，推类可见。若因闪朒颠扑，胎动欲漏，缩砂和皮炒令热透，为末，每二钱，温酒调下，盐汤亦得。又有胎动日夜叫呼，口噤唇青者，熟艾一两，酒四盏，煎耗半分服，擘口灌之尽，可轻重分例。

　　硕云：大率产后，不问去血多少，须日进黑神散三服。下血少者，以大圣散间之。二腊后，腹无疼痛，方可服四物汤、当归建中汤。早服，必补住恶血，为害不浅。如黑神散，服一二日，恶露自顺，安可二腊内日进三服？昨有永嘉法曹司马迷，坐仓受纳，阁中分免，亟赎黑神散三贴。付妇与服，阁去血稍多。进第二服，其血如倾，扶策登床，耳闻如鼓声者数百。二三婢重手按其头，定其发，愚亟治当归鹿茸二物汤。夜以继日，而鼓声渐远，半月平复。则知黑神散亦未易猛进也。硕与志宁，全不晓药性。建中汤有官桂，能宣导百药，尚能堕胎，岂不能行败血？当归能破恶血，养新血，如何补住败血为害？若按当归建中汤所载，产讫直至满月，每日三服令人丁壮。更按产后将护法云，百晬当常服当归圆、当归建中汤、四顺理中圆，日各一服，以养藏气，补血脉。二说昭若日星，正合古人有产前安胎四物汤，产后补益建中汤之法。志宁虽庸，睹此得不惶恐无地可入。

愚授**川方蒲黄黑神散**，胜祖方，又以救产后十八疾之急。其方用生熟干地黄共一两半，熟者须是自蒸九遍，或二十余遍，如黑角色，不可经冷水，增秤一两，生者干秤半两，当归酒浸半日，秤，焙，取一两一分，肉桂去粗皮，一两一分，不见火，干姜炮，一两一分，白芍药一两，甘草炙，一两，真蒲黄白纸衬炒，一两，附子炮，二钱，黑豆一两半，炒，去皮。

十味为细末，每服三钱匕，产后血少，并用小便调下。若胎死腹中，四肢冷，口出沫，爪甲青黑，温酒调服，须臾胎暖自下。若胎衣不下，及衣带断者，但服此药，逐出血即下。若是血晕，医者不识，呼为暗风，服此药愈。若口干痞闷，医者不识，呼为心膈不快，服此药愈。若乍寒乍热，医者不识，呼为疟疾，服此药愈。若四肢浮肿，医者不识，呼为水气，服此药愈。若月内不语，加独活末半钱，温酒调下。若水泻不止，加干姜末半钱，清米饮调下。若恶痢不止，浓煎罂粟壳汤调下。若遍身疼痛，加黄芪末半钱，温酒调下。若血崩不止，灸艾一块如鸡子大，煎浓汤调下。若呕逆恶心，浓煎人参橘皮汤调下。若中风牵搐，加荆芥末半钱，仍煎荆芥汤下。若恶露儿枕，血块刺痛，加玄胡索、京三棱各半钱，酒调下。若血渴不止，加蒲黄煎葛根汤调下。若心腹刺痛，加玄胡索末半钱，温酒调下。若咳嗽微微汗出，加人参、白术末各半钱，生姜汤调下。若小便出血及不出，加琥珀末半钱，煎木通汤下。若略鼻衄，煎茅花根汤调下。

但胎前数证，人多不晓，因得以附。若孕妇心惊胆慑，多好烦闷，其证郁冒，其脉微弱，呕不能食，大便反坚，或多汗出，名曰子烦。宜紫苏子粥、大麻子，研极细，水解取汁[1]，煮粥啜之，使大便和，而烦自去矣。若孕妇胎气不和，怀妊逼上，胀满胀痛，名曰子悬。宜人参、大腹皮、川芎、陈橘红、白芍药各半两，紫苏茎叶一两，当归三分，甘草炙一分，㕮咀，每服五钱，水盏半，生姜四片，葱白七寸，煎七分，去滓，空心服，使气顺，而胎自不逼上矣。若孕妇两脚肿满，俗名皱脚。若遍身肿满，腹肚悬急，名曰胎水。二证不必施治，分娩后自然平复。

论惺惺散

惺惺散，乃阎孝忠载于钱氏方之卷外，谓：小儿壮热昏睡，伤风，风热，疮疹，伤食皆相似，未能辨认，间服升麻葛根汤、惺惺散、小柴胡汤甚验。盖此数药通治之，不致误也。惟伤食，则大便酸臭不消化，畏食，或吐食，宜以药下之，乃不载药。硕妄引孝忠所述为钱氏说，谓：小儿壮热昏睡，伤风、风热、疮疹、食积皆相似，未能辨认，间服惺惺散、小柴胡汤、升麻汤已落葛根二字。数药，俱能治疗。谓参苏饮治诸般发热，志宁从而和之。又云：不问何证，每每用之甚效，须逐日多服，以热退为期，不可遽止。其说甚切。愚观此段，大为愕然，定而思之，硕错指孝忠所述，为钱氏述，此亦少事。至于错指惺惺散、升麻汤、小柴胡汤总治伤食，却属大害，暗毙小儿。原孝忠立论，深虑伤食壮热昏睡，与伤风、风、疮疹等病皆相似，特举大便酸臭不消化，畏食或吐食，以备未能辨认之辨认，可谓深切著明。志宁不识文理贯串，白

---

[1] 取汁：原作"汗"，文义不通。《三因极一病证方论》卷十《妇人诸疾》"麻子苏子粥"作"用水再研取汁"。据改。

白截作两段,至以惺惺散三药,为可治伤食也。志宁袭用参苏饮,以代惺惺散三药,令须逐日多服,俟以热退为期者,尤不可不辨。夫发热一证,能蒸中外,耗荣卫,消肌肉,变颜色,岂宜久留逐日多进,俟其热退?小儿藏府柔弱,虽金铸铁成,亦难禁受。且既举大便酸臭,畏食或吐食,辨伤食证,何不明言。虽壮热,而怕风啼烦,辨伤风证,对惺惺散、人参羌活散类,又何不明言。虽壮热而畏寒,偎人就暖,辨伤寒证,对解肌汤、和气饮类,又何不明言。耳冷尻冷,辨疮疹证,对升麻葛根汤、消毒饮、紫草木通汤类。疮疹有手足乍冷乍热,或面斥,或咳嗽,或泻,或善嚏,或惊悸等症。然他病亦有此等证相类,惟以耳冷、尻冷为清切。兼疮疹中有咽痛一证,亦病家虑如圣汤效迟,于内加山豆根同煎,极捷。更其中有热甚作搐,莫认为风。医若兼见大便秘难,当用大黄类通之,否则紫霜圆以应服汤剂送下。伤食一证,孝忠不出药,只进食圆、感应圆。暑热月,量以五苓散咽;冷月,淡姜汤下。明医更斟酌汤使。硕与志宁引参苏饮,治前四热,然小儿患伤风、伤寒、食积、疮疹,与夫变蒸、疳热、骨蒸、惊风、风痰九证,皆能作热,参苏饮中有木香,不知古今汤散,有何类例可引也。儿医之难,尤不可尝试。孙与王学浅见疏,轻易举方而无分别。愚之疮疹详论,见于和剂类例之中。

论理中汤

理中汤,专理中焦,功用尤妙。非达性命之造化者,不能明三焦;非探人身之造化者,不能治三焦。硕与志宁叙方,首言太甜,甘草减半,次言若料作治中汤,则不必用青皮。却举治伤寒,不应下而下早,热气乘虚而入,因成结胸欲绝,及诸吐利后,心膈高起,手不可近,加枳实、茯苓,名枳实理中汤,以治之。窃详心胸结硬,按之痛为结胸,按之不痛为痞,安有胸痞急痛,手不可近者乎?是知一而不知二也。至于妇人产后四顺理中圆,硕与志宁亦皆不晓,妄谓其甘草多,复用蜜圆,恐反损脾,不若用减甘草理中汤煎服之。然古人制方深意，用甘草倍姜、术者，盖以妇人新产之后，去血多，藏府燥，故特倍甘草，同蜜润其府藏，倍其力气，坚其筋骨，长其肌肤。此主疗本于神农，立方起于伊尹，逮今几千年。而孙与王辄欲用减甘草理中汤耶，服者或侥[1]幸一时之效，恐未出月，而为渴、为燥、为癥、为瘕，当不免矣。

论平胃散

平胃散，亘古至今，富贵贫贱，老幼男女，皆知其名，皆饵是药，本方治疗亦众，《博济方》加减主治亦多。惟余知府方，精修得其传，服饵得其效，谨录于后。

梓朴[2]去粗皮，剪作骰子块，每朴一两，用生姜一两研，去滓，取自然汁，浸朴密盖，至次日开看，搅如前。凡浸三日，第四日滤出入锅内，先猛火炒一饭久，乘热投余姜汁，并令渗干了，再同慢火炒一饭时，不住手搅，不可焦了，然后取一块擘开看，内中油尽酥脆，又透心，干嚼不粘，或即取出，用疏[3]眼竹筛，去焦碎者不用，右秤五两，**陈皮**取一裹，先拣去柑皮、柚皮及青者，以用一色黄者，籭去灰土，旋取二三两，用温水逐片洗净，再换水浸。将薄刀起去内白，只留外红薄皮一重，其余皮旋入水洗，去白，不可久浸，恐烂，即用筛子盛，日晒干，慢火焙干亦得，右秤五两，**苍术**先用温水，净洗灰土了，用米泔浸三日，候软，用刀利去乌皮，洗了，薄切片子，焙，用慢火灰炒两饭久，候油出尽方取，不住搅，不要焦，用削术[4]尤妙，右称五两，**甘草**擘开，湿纸裹煨令香熟，不要焦，取出细剉，右秤一两五钱。

右药炒了，乘燥便秤，入碾，并不得停放，如末碾，亦未可炒。仍先将厚朴下碾，次下术，取细末，将及一半觉润，又入锅微炒，再入碾，方下橘皮、甘草同碾，罗取末，此后更不可炒。取末尽了，更将药

---

[1] 侥：原作"溆"，文义不通。据上下文应为"侥"之形音之误，今改。
[2] 梓朴：即梓州厚朴。
[3] 疏：原作"踈"，同"疏"。
[4] 削术：据《本草纲目》卷十二"术"条，时珍曰"苍术……根如指大，状如鼓槌，亦有大如拳者。彼人剖开暴干，谓之削术，亦曰片术"。

衮同合碾，入新磁罐子内，密盖，收取。每服二大钱，姜枣煎，热服。沸汤入盐点服亦得。此药香味迥别，服之数日，自觉噫气分泄，食饮有味。若觉微渴，可顿进，久之自不渴，惟在服之不辍。

论感应圆

感应圆，硕《易简》云：每用见成者半两，加巴豆十枚，去壳不去油。其感应圆一料，连油、蜡，重一十六两，若半两加十枚，总而计之，当加三百二十枚，更本方七十枚，即三百九十枚，非独用多，且不去油并心、膜之毒，此诚不可轻信服之，投之自贻其祸也。志宁不与删修，反从而和之，曰：本方巴豆去油取霜，盖取其稳当，然未必疗病，若通医用之，必不去油。且云，此药自是驱逐肠胃间饮积之剂，非稍加毒性，安能有荡涤之功。且夫积饮未尝积于肠胃之间，多见停于中脘，癖于季胁也。且如又云，服之利后，大腑不调，或泄不止，或愈见绞痛，则以家菖蒲煎汤解之。据孙所举，明知已犯巴豆毒，用菖蒲解，孙与王何必打此险诨，解之不透，将如之何。又云：菖蒲煎汤解后，却于㕮咀方中，选药调之。㕮咀方甚众，不知选那一方为的用，可谓管窥天，蠡测海。谓如伏梁一疾，乃五积中一积，气病也，其证有形，宜若可攻，轩帝只特告以亟动勿夺。息积一疾，亦五积中一积，气病也。证亦有形，疑若可毒，轩帝只特告以积为导引。是皆惧其药性过悍，攻之毒之不当，反扰本元。安可自任暴猛之见，不循古训，肆为驱逐荡涤也。甚而敢曰，妇人有妊，忽觉心腹撮痛，呕吐恶心，百药不效者，宜以姜汤下六七十圆。妇人所畏者吐，凡圆子药内犯巴豆，有吞之到膈未下者，便能恼人作吐，一剂六七十圆，巴豆不去油，不去心，不去膜，何术免其毒，止其吐？更药不随吐出，及其入胃，大为扰攘，荡涤洞泄，是时子母二命系焉，乌保无失？志宁略不思巴豆有烂胎之性。吁！治疗饮积、气积，"驱逐荡涤"四字，亦难轻发，驱逐荡涤一药，委难用也。

论断下汤

断下汤，出《易简》。每服用大罂粟谷一十四枚，去筋膜并萼蒂，剪碎，以醋淹，炒燥，为粗末；草果连皮一个；白术、茯苓各一钱。云，治下痢赤白，不问久近长幼。仍誉之曰：凡罂粟治痢，服之其效如神，且曰：粟谷非比麻黄之表散寒邪，大黄之荡涤蕴热，以欲其与脉证相参，决是何证方可服之。是又誉粟壳，治痢不可舍，无痢不总治。是何言欤？八痢莫辨可乎？却于后救其失曰：如服粟壳之后，觉有恶心，却以理中汤、四君子汤，加肉豆蔻、木香辈，调其胃气，仍以二陈汤水煮半夏圆，定其呕逆。反反复复，无非以药试病耳。若理中汤、四君子汤加味调胃气，调之不住，计将若何？以二陈汤水煮半夏圆，定其呕逆，一圆一汤，皆有半夏为君，半夏之性，生则令人吐，熟则令人下，未见定其呕逆，于痢又将若何？于后才招伏曰：治痢之门不一，切须审谛。何其悔之晚也！窃详粟壳，《神农经》不载，乃后续添，只载其实之子，作"罂子粟"出条，亦不载治疗。惟云，主丹石发动不下食，和竹沥煮作粥食之为佳。雷公亦不载壳，只云，子性寒，利大小便，不可多食，食过度则动膀胱气。《衍义》亦只说和蜜研为粟子汤，服丹石人宜饮。皆表其性寒，能解丹石之热。子性既寒，壳亦宜其寒矣。往往后世好药道流，见其味甘辛，性无毒，学神农志，尝其壳涩，精加想象，可以敛肺气，解热嗽。偶尔有中，复臆度肺为藏，大肠为府，一表一里，相为贯通，渐处以解热痢，亦或有中，故尔流传于世，施之治痢。修事去盖膜，虑其寒甚也，制度炙以醋，助其酸收也，岂宜执一说殢一用。窃详痢之为疾，治各有要，兹略显而言之。积滞下脓血例，《局方[1]》有不二丸圆、缠金丹，皆犯砒、硇，虽曰蜡匮，万一无积，亦非所宜。若贫民下户，藜藿之肠，何积之重？铺家罕合，人亦罕用。

---

[1] 方：原脱。《和剂局方》卷六《治泻痢》载有"不二圆"，据补。

从稳只以高殿前真方感应圆，腻粉衮衣，淡姜饮下三四十圆，量其轻重，增加圆数，自可收功。非因积滞下脓血，只因冷热不调例，《局方》有木香黄连圆、驻车圆，赖干姜、黄连分其冷热，当归活其气血，阿胶滋其肠胃。若下痢赤白例，虽与下利脓血相类，但赤白者色明，脓血者色昏，《局方》有黄连阿胶圆，治疗相去不远，此因冷热不调之轻重耳。痢下纯血例，《局方》有地榆散，其方既用地榆，又用黄芩，复用粟壳，恐枳壳一味，制伏末稳，近世借小柴胡汤以治之。盖以其中有黄芩，能疗胃中熟，肠澼泄痢也。

又有**秘方**[1]**断下散**，用熟地黄，川芎，当归，赤芍药，黄连，槐花，炒粟壳_{去顶膜，微炒}。为粗末，每服三钱，水盏半，粟米一撮，煎八分，去滓温服。此方虽用粟壳，以其前四味类妇人四物汤，但芍药赤耳，亦先活其气血，黄连肥肠厚胃，槐花解热，粟壳从其类，故不责也。有受风湿，痢下如豆汁例，《局方》有胃风汤。若借治脾受湿气，泄利不止，戊己圆为用亦可。

秘方胃风汤，用防风_{半两}，芍药_{二两}，茯苓_{二两}，官桂，羌活_{各半两}，甘草_{炙，一分}。每服三钱，入荆芥五小穗，水一盏，煎七分，稍热服。观其药性，合其药名，参其病因，有治风品，用果多效。痢下纯白例，《局方》有钟乳建脾圆、诃梨勒圆，若用震灵丹以助之为佳。惟其纯白痢，皆无里急后重之证，设有腹痛，只属虚寒。初非积滞与冷热相胜致痛，亦非新谷与旧谷相搏致痛为可疑，更脉息虚微，神思倦乏，尤当重剂。若赤白或脓血为痢诸[2]证，里急后重病人，皆不耐烦。因思本草艾叶条下载，患痢之人后，分寒热急痛，和蜡并诃子烧熏，神验。用之果然，亦助治痢之一妙也。若不因粟壳，禁口痢，《局方》有败毒散，加陈仓米百粒同煎服，盖有热停胃口也。

外有蛊痢下瘀血，《局方》无例，秘方有**羚羊角圆**，用黄连_{去须一}

---

[1] 秘方：二字原在"又有"二字之前，据目录后移。
[2] 诸：原作"证"，据文义改。

两，羚羊角末，黄蘖各半两，白茯苓二钱半。细末，炼蜜圆梧桐子大。米饮下二三十圆，日三服。未效，加圆数。此圆治蛊痢及腹中痛有脓血下者，盖以羚羊角能辟蛊毒，去恶血注下也。诸方皆不逃治痢之围范其详。愚已载于和剂类例之中矣。

论四兽饮

四兽饮，即四君子汤加草果、半夏、橘红各等分，独甘草减半，治五藏气虚，喜怒不节，劳逸兼并，致阴阳相胜，结聚涎饮，与卫气相搏，发为疟疾者，功却可拟。云兼治瘴疟，最有神效，则不可觊。且疟之为疾，《内经》答问详尽，义理深长，后世弃而不读，置而不究。惟持无痰不成疟为要说，传习砒黄和豆粉为圆，衣以矾红，或用砒黄和雄黄为圆，衣以青黛谓之疟丹。或以恒山一味为君，名为疟药。才得其传，类称奇货，自谓学成伎足，不问虚实，概行施治。偶与痰疟相投，可劫其效。若本脾虚气弱之人，疟不因痰而成，投之一经剥吐，精源髓海，倒流逆动，非独病势增重，不知几日可以调理平复。妇人所畏者吐，尤难遽投。且疟之为患，外证无非寒热往来交作，三尺之童，亦识其名。盖有以绵裹药塞其耳而效者；有男绯女绿，帛系其腕而效者；或肆博戏而不来者；或远弹闪而免发者；或面北咀桃枝头七个，冷水咽下而已者；或有灸三椎骨两傍各一寸而安者；或有啖小生茄子三五枚而愈者。老医畏其无定，呼为要疾，正以其疾所感，多因乡之相传。寻常疗疟，以二陈汤加草果。治痰疟，以生料平胃饮，咽红圆子。治食疟，以理中汤加草果、半夏。或添加附子，以治脾寒疟；或以五苓散，咽真方消暑圆，治暑疟；或以川乌七枣汤，治风疟；以养荣汤、乐令建中汤，治虚劳疟。

或以肉豆蔻，草果各两枚，一煨一生，厚朴二寸二片，一姜汁涂炙，一片生，甘草二寸，一寸炙，一寸生，生姜二块，栗子大，一煨一生。合为一处，剉成粗散。分作二服，水盏半，煎八分。当发日五更初，进二服，忌荤腥。治久疟脾胃日衰，名**生熟饮**。

未效，附子七枣汤，或以人参建中汤，不用姜、枣煮，只作生料，添草果，大铫多煎，日饮数盏，以敌诸疟。富贵之家，各喜其稳，奏效亦多，却亦无失。愚癖于论医，每恶人以粟壳、地榆治痢，以恒山、砒黄治疟。然粟壳、恒山亦是疟、痢家一药，但以粟壳辈，投二三服，或到膈恋而不下，或下而入胃，收之不止，反闭胃口。而生饮食吐逆之变，渐成禁口。恒山辈投二三剂，剥之不去，吐耗真气，而有寒热缠绵之咎，因成劳瘵。

愚昔曾得川僧秘授一**川方**[1]**常山饮**。用恒山、木通、秦艽、穿山甲醋炙。各一分，辰砂半字，别研，甘草炙，一钱。右为粗末，作一剂，水三盏，乌梅、枣子各七枚，煎减半，再入酒一盏，煎至一盏，去滓。发日侵晨，先刮沉底辰砂食，次剥□枣子数枚，却服药。堪治诸疟、劳疟、虚人、老人皆可服。凡用恒山，无如此一方，屡投屡效，不吐不剥。如病家欲食物，但以一指大小，投药中同煎，服药后，食所同煎物，皆无害。愚由是释是恶，破是戒，录是方，为世济。其不吐不剥，以穿山甲炙之以醋，煎之以酒，有通行药性，不可形容之大功。外论虐证治之详。愚尝著于和剂类例之中矣。

论杏子汤

杏子汤，用人参、半夏、茯苓、细辛、干姜、甘草、官桂、芍药、五味子九品，治一切咳嗽，不问外感风寒，内伤生冷，及虚劳咯血，痰饮停积，悉皆治之。若曰外感微风、微寒致嗽，以品内有细辛、干姜、官桂，却合辛甘发散为阳之品，为可取也。处用甚稳，尤宜用于年高、怯弱、豪贵之人。若曰主治内伤生冷致嗽，功在何品？而虚劳咯血，恐同儿戏。若曰主治痰饮停积，觊功亦难。《易简》于煎煮服饵后，遽

---

[1]川方：二字原无，据目录补。

云：若感冒得之，加麻黄等分。大凡风寒为患，轻则曰感曰冒，重则曰中曰伤，今"得之"，感冒轻也。为咳为嗽，无头痛，无发热，何苦便加麻黄驮剂。硕与志宁《易简》《简要》多斥麻黄不可轻用，何至此而忘前失后，此愚所不敢闻。继出二方，俱用麻黄，意为引例。一方名平气饮，举治久嗽暴嗽，已未贴题，而曰主治气虚喘急，既属气虚，亦非所宜；一方名九宝汤，用薄荷、紫苏、大腹皮、麻黄各一两，桑白皮、桂、杏仁、橘红、甘草各半两。以主治素有喘疾，遇寒暄之时，发则缠绵不已，"暄"字下得未着。以其真方考之，乃用大腹子连皮，是不可独用皮也，兼合用官桂、紫苏、甘草、杏仁（去皮尖）、桑白皮各半两，分两亦少差，其麻黄、薄荷[1]、陈皮三味，乃各一两，此本出苏沈治喘良方。主咳嗽，则过峻，而以麻黄、薄荷、陈皮为解咳主，故倍其数。兼当用陈皮，不用陈红，此取其陈皮白与脉膜，助其行表也。要法治嗽证，不带喘急，不必处用麻黄，纵对证应用，惟宜春冬寒时。如当春暖、夏热、秋燥，并不须行为至稳。原其咳嗽，有若痁疟，虽皆属小病，卒未杀人，百岁老医，亦怕治疗，以其所因多门，未易窥测。请观轩帝岐伯问辨，乃云：五藏六府皆令人咳，非独肺也。各有移变证状，具载于《内经·咳论》中。可考《巢源[2]》，又出上气嗽、饮嗽、臊嗽、冷嗽、邪嗽者五[3]，但邪嗽即感四时邪气而成冷嗽，即形寒饮冷伤肺所致，《局方》有五嗽圆主之，未为详备。若感寒咳嗽，《局方》有五积散加杏仁七粒（去皮、尖），切碎同煎，自是效药。虽有麻黄共一十六味，而麻黄用亦少，不易为梗，更以见成圆散。显而言之，肺胃虚寒致嗽，《局方》有胡椒理中汤例；虚劳冷嗽，《局方》有人参款冬花膏例；肺虚客热致嗽，《局方》有大阿胶圆例；肺气不调致嗽，则有百部圆例；风痰咳嗽，《局方》有玉壶圆例；脉气不足致嗽，《局方》有钟乳补肺汤例；虚劳嗽，《局方》有续添人参清肺汤例；寒盛风盛咳

---

[1] 荷：原文为"苟"，依据文义应为"荷"。
[2] 巢源：《巢氏病源》之省文，亦即隋代巢元方《诸病源候论》。
[3] 嗽者五：考今本《诸病源候论》未见此上五嗽。

嗽，《局方》有金沸草散例；咳而胁痛者，为肺中有水，《局方》有小青龙汤例；风壅致嗽，《局方》有玉液圆、辰砂化痰圆例；寒壅致嗽，《局方》有款冬花散例。

虽然寒壅风壅，最为难治，以世医未得其传，不造其奥。是嗽皆由上盛之人或富贵之家，严冬祁寒，居处红炉暖阁，复帐重衾，忽启户推帘，迎寒榛风，发而为嗽。复恃以避寒就温，将爱为法，深入邃房，高烧炽炭，饮以酒醴，啖以炙煿。欲外却风寒，而不知反将先袭之风寒辟入腠理经络，壅于肺胃。纵世医认其声重嗽逼，时吐稠痰，或只干嗽，语音难发，虽得为壅名，奈壅者闭也，不先启壅，而风寒莫能发越。咳久有血，便号为肺损，进以钟乳之类补之，其壅益重，岂独缠绵而已？圆散杂试，亦可成病药而亡。

比遇川僧所授，凡治壅嗽，止以**紫苏子八味降气汤**。先以薄荷_{粗末}、生胡麻_{各一撮，烂嚼至细}。却以煎降气汤咽之，只二三服奏效。咳而有血，亦并治之，真所谓功着如神，非比孙、王言溢于实也。先处薄荷、胡麻嚼细，而后吮以降气汤者，极为有理。诚以薄荷味辛苦而性温，能开关格，胡麻味甘平亦性温，大能治肺气润诸藏，其功至多也。壬午岁在夔门有王广文，不幸舟行，一侧室大患嗽血，卒致失声。咸谓其病类主人，便为急劳，大为忧虑。是时，适吾乡达许大宁趋[1]台，目其病，矜其苦况，与一诊。正值隆寒，船首一间，复帏炽炭，不可向迩。诊其六部俱盛，愚参之，急劳亦无是速，惟炽炭为祸，剧哭为崒，有此嗽血声嘶耳。言之恐不合其疑，未必服药，徐徐诱之，移炉彻炭，乃授以前降气汤，加知母、贝母、天门冬，仍嚼胡麻、薄荷烂细咽之，数剂帖然。此见透脉视驭病作小病医治。吁！蜜生于蜂，蜂寒而蜜温；油生于麻，麻温而油寒。此非小智浅识者所能窥测，妄与拟议也，卫生君子宜详鉴之。咳嗽详论，愚尝著于和剂类例之中矣。

右随孙、王立说误，因得辨其误，以指其理处方泛，因得绳其泛，

---

[1] 趋：原作"趍"，同"趋"。

以归其治。俾昧者秉烛夜行，好者触类日进，岂云小补？唯妇人病倍于男子者，曰胎曰产；小儿病异于大人者，曰惊曰痾。无例可排，有怀莫吐，愿延残喘，当为续书。

说钩曲脉

轩帝谕人身法天地，立脉以四时为本，胃气为先。故曰：春脉弦，弦多胃气少曰病，但弦无胃气曰死。夏脉钩，钩多胃气少曰病，但钩无胃气曰死。秋脉毛，毛多胃气少曰病，但毛无胃气曰死。冬脉石，石多胃气少曰病，但石无胃气曰死。总立四十九脉，以决病情之可治不治，易已难已，曰存曰亡。至晋太医令王叔和，采为歌，著为经，以四十九脉，合为二十有四。以钩归洪，毛归浮，石归沉，致后世知派而不知源。愚辛丑留婺赵守平斋，适小便夜多，慊为渴疾。愚诊曰：非也，耆耄、婴孩，类皆有此，惟下焦寒，膀胱冷耳。若为渴疾，昼溺亦多。慊终未释，料合人李其姓者，恐其主杂荐医，仍招志宁至疗，反笃。一日平斋约愚密诊，而脉已变矣，不惟钩曲，来不带缓，未免直以心病深、胃气衰为告。李与孙闻之，相视而笑曰，脉安有钩曲者，以杂剂试其病，未几而平斋奉祠。夫钩曲脉，轩帝明载于《平人气象论》，曰：脉来累累如联珠，如循琅玕，曰心平；喘喘连属，其中微曲，曰心病；前曲后居，如操带钩，曰心死。为医而不晓此，既不告于病已变，又不告于病已见，复不告于病已成。愚痛恻书此，惟祈卫生君子，无以性命耐庸医人情。力学之士，勿师《易简》《简要》肤浅谬妄，肆为戕世，庶无负砥镜老子之忠肝也。

 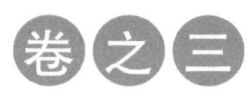

永嘉砥镜老人　卢祖常　纂次

孙志宁伤寒简要[1]

窃见孙志宁增修《易简》，已自是拣起王硕；淬砺旧剑及增撰《简要》，又复是推过李子建，掘凿新坑。倘见而不与匣其剑，平其坑，则戕陷人无尽期矣。志宁云：伤寒有发热，有潮热，有寒热，三者不同，有识咸知，此何待说。夫所谓要者，头疼发热，此是太阳膀胱经伤寒，发为病热；证兼潮热，乃太阳病不解，传入阳明胃经，发为潮熟；证兼往来寒热，乃太阳经病不解，传入少阳胆经，发为往来寒热。若太阳经病，发热即头疼体痛，无汗恶寒，而脉浮者，属麻黄汤；若传入阳明经潮热，大便微硬[2]者，大承气汤；若潮热谵语，脉滑而疾者，属小承气汤；若传入少阳经寒热往来，胁下硬痛，干呕不能食，属小柴胡汤。且是证明又且药常，此仲景法。志宁何必别要作单于调，又盗窃李子建《伤寒十劝》中后之"七劝"为祖，妄乱变换前之"三劝"，揍[3]作《简要》十说。认出机轴，反见其错，见其简而不见其要，非徒无益，而又害之。李子建《十劝》载于卷末，以证其实。

志宁云：如发热，有所谓翕翕发热者，有所谓蒸蒸发热者，若翕翕发热者，谓如鸟合羽，覆其肌肤，明言其热在外也。有汗，桂枝汤；无汗，麻黄汤。

志宁强欲巧学字说，形容翕翕发热，如鸟合羽，覆其肌肤，热在外也。若以拔下鸟羽，为大羽扇，覆其肌肤，断莫见其热之微甚。若使活

---

[1] 孙志宁伤寒简要：原脱。据目录补。后同此补标题者，径补不注。
[2] 硬：原作"鞕"，此处同"硬"。
[3] 揍：此处读 còu，通"凑"。

鸟合羽，覆其肌肤，惟鹳惟鹤，亦未有术，使其宁贴与覆，别其热之重轻为如何。孙还曾将鹳鹤试得，鹳鹤说出古今书，原其翕翕发热者，乃太阳经初病伤风。其脉阳浮而阴弱，阳浮者热自发，阴弱者汗自出，淅淅恶风，啬啬恶寒，翕翕发热，非伤寒证。志宁不应引伤风证比类辨伤寒证，且添无汗者服麻黄汤一脚，增人之惑，误人之用，为戕人之媒已。

志宁云：蒸蒸发热者，谓如熏蒸之蒸，热发于肺腑之中。明言热在内也，可与承气汤下之。志宁形容蒸蒸发热，如熏蒸之蒸，志宁亦尝坐甑中，试其热之微甚否？且云，热发于藏府之中。全然莫晓，不知发于何藏何府，尤当明言使人随经施治，安可混而言之。细思蒸蒸发热，不发于足厥阴肝经，不发于足少阴肾经，不发于足太阴脾经，谓之发于藏，则不可。兼亦不发于足太阳膀胱经，不发于少阳胆经，二者虽属府，即无蒸蒸发热一证。但仲景本云，或见于二三日后，或见于十二三日，再经传病始有之。志宁若欲说其要，直言传入胃经足矣，自不当缪引传病与太阳经初病比类辨疑，大失李子建十劝之深意。况蒸蒸发热，仲景止出两证，汗下各自不同。一以太阳经病，三日后，发汗不解，蒸蒸发热者，属胃也。宜调胃承气汤而已，盖以承气汤有大承气、小承气调胃承气，轻重非一。蒸蒸发热，初无兼见大便秘难、谵语等重证，故只从轻用调胃剂。仲景又出一证，伤寒五六日，呕而发热，乃柴胡汤证悉具，而以他药下之，柴胡证仍在者，复与柴胡汤。此虽已下之不为逆，必蒸蒸而振，却发热汗出而解，然此证乃病人六七日过经，欲作战汗候，故蒸蒸而振慄，却热而作汗解也。志宁不作两证分载，使其分晓，若时人见志宁主说如此，才见其蒸蒸发热，不识其欲作战候，便从其说，遽例以承气汤下之，立见其祸反掌。

志宁云：潮热者，如潮水之潮，不失其时，不恶寒，反恶热，手掌心、腋下濈濈汗出，此乃胃中有燥粪结聚，属阳明经也。继曰：潮热者，实也，大率当下。

志宁巧于形容潮热，如潮水之潮，不失其时。伤寒潮热，无昼无夜，何定可期，未易以潮候拘之。若按仲景本法全文云，阳明病谵语发潮热，脉滑而疾者，小承气汤主之。因与一升，腹中转失气者，则勿更与之。明日更不大便，脉反微涩者，里虚也，为难治，不可更与承气汤也。仲景一法又云：阳明病有汗谵语者，反不能食，必有燥，屎五六枚也，大承气汤。若能食，但大便硬耳。仲景之治潮热，用承气汤，必须兼见谵语者为可施，不谵语者不可施；又须分脉滑而疾者为可施，脉微涩者不可施；转矢气者为可施，不转矢气者不可施；不能食者为可施，能食者不可施。仲景之用承气兢兢业业，有若徒手搏虎。志宁一概举潮热者必当下，只说转矢气不转矢气而已，所谓谵语与不谵语证，既不带载。而脉之滑疾，脉之微涩，亦不显分；能食与不能食，亦不明别。志宁师王硕《易简》作《简要》，殊不见其要，但见其误耳。

志宁云：寒热者，寒热往来也，此属半在表半在里证。

志宁每发一言，便涉缪妄，何者？往来寒热已见于前，即是太阳经病不解，传入少阳经为病，胁下硬满，干呕不能食，往来寒热，一定之证。其小柴胡汤，乃治少阳经病一定之药。其证因太阳寒水，传入少阳相火，水火气争，故作寒热往来，即非半在表半在里，此一误也。

志宁继而曰：邪居表多，则多寒；邪居里多，则多热。志宁增修《易简》，自首至尾，更无一句典实，惟是上栏下套之术，到此十分脚露，将何遮掩。孙云：邪居表多则多寒，邪居里多则多热。思之多寒则必有少热在其中，多热则必有少寒在其中。今按仲景一书，只有热多寒少之条，别无寒多热少之证。朱肱百篇亦只有热多寒少之问，绝无寒多热少之目。其热多寒少者，仲景《太阳病》第十条云：太阳病六七日，如疟状，热多寒少者，不呕，清便自[1]可，可桂枝麻黄各半汤。第十四条：太阳病，发热恶寒，热多寒少，脉微弱者，桂枝二越婢一汤。朱

---

[1] 自：原作"目"，据《伤寒论·辨太阳病脉证并治上》改。

肱第五十七[1]，热多寒少问，惟备述仲景前二法，药证分载。益知志宁寒多热少之俚语，悉属其误二也。

志宁继而又曰：邪气半在表，半在里，审其寒热之多少，则知其邪气之浅深。

志宁缪而举此为证，与仲景所立半在里者，霄壤大异。仲景云：伤寒不大便六七日，头痛有热是里证当下，其人小便清者，知不在里仍在表，须发汗，此是两证俱见即未可下，宜桂枝汤。病人心下满，口不欲食，大便硬，脉沉细者，是里证，当下；其人头汗出，微恶寒，手足冷，却当汗；此两证俱见，宜小柴胡汤。病人脉浮而大，是表证，当汗；其人发热烦渴，小便赤，却当下；此是表里证俱见，五苓散主之。仲景始谓之半在里半在表，即非因寒热浅深以召。半在表半在里之名，其误三也。

志宁继而又曰：有表证往来寒热者，小柴胡汤；有里证往来寒热者，大柴胡汤。

志宁虽能举朱肱此之二说，但不知如何是有表证，与小柴胡汤，又不知如何是有里证，与大柴胡汤。若曰邪居表多，则多寒为表证，既带寒多，小柴胡汤可得而遽投乎？若曰邪居里多，则多热为里证，尚带其寒，大柴胡可得而遽攻乎？立见有热去则寒起之祸生，其误四也。

朱肱《活人》书成，政和初尝尘。乙览授医学博士，傅国子监刊行，肱之荣遇，可谓私慊。道过豫章，闻名医宋道方，因携书就见。宋留肱款话，坐中指驳数十条，皆有考据，肱惘然自失，即日解舟去。前之二说既隐且简，乃在宋指驳之数，由是此书监不刊行。愚尝究朱肱之误着手著于，拟进《活人》参同余议之中矣。志宁往往不闻肱书之不尽善，但采其简易之言，为愚世耳。

---

[1] 朱肱第五十七：据今本朱肱《类证活人书》"问热多寒少"为"第五十六"问，且有"三证"。除上文提到的二证之外，第三证为"热多寒少而尺中迟者，血少也。先以小建中加黄芪（正三十七），以养其血。尺尚迟，再作一剂。然后晬时用小柴胡汤、桂枝二越婢一汤辈小剂随证治之"。供参考。

李子建伤寒十劝

一、伤寒头疼，又身热，便是阳证，不可服热药。

伤寒传三阴三阳，共六经。内太阴病，头不疼身不热；少阴病，有反发热而无头疼；厥阴病，有头疼而无发热。故知头疼又身热，即是阳证，若医者妄投热药，决致死亡。

二、伤寒当直攻毒气，不可补益。

邪气在经络中，若随证早攻之，只三四日痊安。医者妄谓先须正气，却行补益，使毒气流炽，多至杀人。

三、伤寒不思饮食，不可服温脾胃药。

伤寒不思饮食，自是常事，终无饿死之理。如理中圆之类，亦不可轻服。若阳病服之，致热气增重，或至不救。

四、伤寒腹痛，亦有热证，不可轻服温暖药。

《难经》云：痛为实。故仲景论腹满时痛之证有曰：痛甚者，加大黄。夫痛甚而反加大黄，意可见也。唯身冷厥逆而腹痛者，方是阴证，须消息之。每见医者多缘腹痛，便投热药而杀人。

五、伤寒自利，当看阴、阳证，不可例服暖药及止泻药。

自利，唯身不热手足温者，属太阴；身冷四逆者，属少阴、厥阴外，其余身热下利，皆是阳证。当随证依仲景法治之。每见医者多缘下利，便投暖药及止泻药而杀人。

六、伤寒胸胁痛及腹胀满，不可妄用艾灸。

常见村落间有此证，无药便用艾灸，多致毒气随火而盛，膨胀发喘以死。不知胸胁痛，自属少阳；腹胀满，自属太阴也。此外，唯阴证可灸。

七、伤寒手足厥冷，当看阴、阳，不可一例作阴证治。

有阳厥，有阴厥，医者少能分辨。阳厥而投热药，杀人速于用刀。盖阳病不至于极热，不能发厥，仲景所谓热深则厥深是也。热深而更与热药，宁复有活之理？但看初得病而身热，至三四日后，热气已深，大便秘，小便赤，或谵言昏愦，及别有热证而反发厥者，必是阳厥也，宜急用承气汤下之。若初得病身不热，大便不秘，自引衣盖身，或下利，或小便数，不见热证而厥逆者，即是阴厥也，方可用四逆汤之类。二厥所以使人疑者，缘为其脉皆沉。然阳厥脉沉而滑，阴厥脉沉而弱。又阳厥时复指爪却温，阴厥常冷，此为可别。

八、伤寒已在里，即不可用药发汗。

伤寒证须看表里。如发热恶寒，则是在表，正宜发汗。如不恶寒，反恶热，即是里证。若医者一例发汗，则所出之汗，不是邪气，皆是真气，邪气未除，而真气先涸，死者多矣。又别有半在表半在里之证，及无表里之证，不唯皆不可下，仍亦皆不可汗，但当随证治之。

九、伤寒饮水为欲愈，不可令病人恣饮过度。

病人大渴，当与之水，以消热气，故仲景以饮水为欲愈。人见此说，遂令病者纵饮，因而为呕，为喘，为咳逆，为下利，为悸，为水结，为小便不利者多矣。且如病人欲饮一碗，只可与半碗之类，常令不足为善。

十、伤寒病初差，不可过饱及劳动，或食羊肉，行房事，与食诸骨汁，并饮酒。

病方愈，脾胃尚弱，食而过饱，不能消化，病即再来，谓之食复[1]。病方愈，气血尚虚，劳动太早，病即再来，谓之劳复。久伤寒，食羊肉、行房事者并死。食诸骨汁、饮酒者再病。

予每念父祖俱死于伤寒，乃取仲景所著，深绎熟玩。十年之后，始大通悟，阴阳经络，病证药性，俱了然胸中。缘比年江淮之民，冒寒避寇，得此疾者颇众，遂依仲景法，随证而施之药，所活不啻数百人，乃知伤寒本无死证，皆是妄投药剂所致。因追悼父祖之命，皆为医所杀，

---

[1] 复：原作"腹"。《类证活人书》"六十二问"云："大病新瘥，脾胃尚弱，谷气未复，强食过多，停积不化，因尔发热，名曰食复。"据改。

而又叹人无阁贫富贵贱，于此不能自晓，则轻付一命于庸工之手也。今辄摭其流俗多误有害于命者，略闻其十目，曰《伤寒十劝》，其言不复成文，冀人之易晓，而以为深戒云。

孙志宁论发热恶寒近似伤寒者五

志宁自谓分前发热、潮热、寒热，无巧得巧。窃许学士《本事方》所载，发热恶寒近似伤寒者五，谓亦出机轴，且大其言曰，能辨其脉，又验其证，应无误矣。而不知反添自误，又有其五。

一曰，脉浮而数，其人发热恶寒者，伤寒候也。

考之伤寒本证，如何只发热恶寒，不带头疼体痛，无汗恶寒，便为伤寒候也？况太阳经伤寒，诸书皆不载脉数，只云脉浮而紧，此一错也。

二曰，脉浮按之反涩，其人发热恶寒，膈实而呕吐，此伤食候也。

按之《脉经》，脉浮而滑，或浮而实，或右寸口脉紧如转索者，皆宿食候也。《脉经》又云：发热头痛而身不疼，右寸盛而紧者，为饮食暴伤，皆不言脉涩。况七表八里九道二十四脉，皆无涩名。而身不疼一证，以辨伤食，亦不载，此二错也。

三曰，脉浮而紧，其人发热，或有痛处，是为痈疖候也。

按之《脉经》只云：脉浮而数，身体无热，其形嘿嘿，胸中微躁，不知痛处所在，其人当发痈肿。又脉滑而数，数则为热，滑则为实，滑则主荣，数则主卫，荣卫相干，结而为痈，热之所过，则为脓也。又诸浮数，应当发热，而反淅淅恶寒，若有痛处，当发其痈。凡此三者，皆言脉数，而不言紧。况诸紧为寒，数之与紧，冰炭之异，此三错也。孙云：发为痈疖，微差耳，亦不应脉。

四曰，脉浮而滑，其人发热而背寒，或头眩而呕吐，是风痰之证也。

其人只发热而背寒，如何便谓之近似伤寒，此四错也。

五曰，脉浮而弦，其人发热恶寒，或思异食，乃疟证也。

窃详疟证，或先寒后热，或先热后寒，发则有时，非长有其热，如何便谓之近似伤寒？以思异食为别，此五错也。许学士只云思凡食。

论五香连翘汤

志宁号为与王硕增修，亦不曾观其叙。硕自谓：州城县镇，烟火相望，众医所集，百药所备，尚可访问。其或不然，津陆之间，宁无急难，仓皇斗揍，便可辨集。又云：虚劳、癫痫[1]、劳瘵、渴、利等患，既难卒愈，不复更录。志宁乃曰：余以《易简方》中诸证粗备，而于痈疽，一证阙焉，故特立五香汤，仍以五香连翘汤载于内，谓之备可乎。一十三科，四百四病远矣，况自增其阙误，不见其备也。

五香连翘汤，志宁载用木香、沉香、升麻、黄芪、木通、桑寄生各十钱半，丁香、乳香、大黄、甘草、独活各半两，麝香一钱。参之正方，则用青木香、沉香、乳香、麝香、升麻、独活、桑寄生、连翘、木通、射干各二两，大黄三两。一方出各二两，大黄五两（煨）。志宁虽备五香，却落下连翘，此一误。无异场屋试卷漏官题，古方虽有连翘，却只有四香，而无丁香，似亦不合名义。愚曾修本草，见养生书云：正月一日取五香煮汤以浴，令人至老鬓黑。徐锴注云：道家谓青木香为五香，亦名五木，道家多以此汤浴，当是其义。徐又云：古方主痈疽，亦使青木香，名为五香，信之矣，乃知古方为是。志宁乃口剽耳，非得其真传也，由是品味不同，分两有失。

志宁于落连翘五香汤后，又吐俚语。论痈疽，其源有五，一天行，二瘦弱气滞，三怒气，四肾气虚，五饮法酒，食炙煿，服丹剂。瘦弱气滞、怒气、肾气虚，一任其说，天行之语，有何凭据？又且怪[2]诞其

---

[1] 痫：原作"癎"。据《易简方论叙》改。
[2] 怪：原作"恠"，同"怪"。

说，曰：身体无热，自觉倦怠，生疽处亦不热，数日之间渐渐开大，不肿不高，不疼不痛，低陷而坏烂，此为发于内，虽神仙无如之何。盖由未发之先，脏府已先溃烂矣。不知数日之间，藏府因何已先溃烂，如是之速也，缪甚，缪甚！

论青木香圆

青木香圆，《局方》用青木香二两，荜澄茄、破故纸、槟榔各四两，黑牵牛一十二两。今志宁克其荜澄茄，只用四钱，是十去其九，误不如本方者一；槟榔合用，酸粟米饭裹，湿纸包，灰火煨，令纸焦去饭。而志宁略而不载，误不如本方者二。本方治疗主胸膈噎塞，心下痞坚，腹胁胀痛，噎至塞，痛至胀，痞至坚。已见其黑牵牛之性峻，分两高，故圆只如绿豆大。每服二十圆，酒食后五圆或七圆，小儿一圆，妇人不可服，无非防其峻而畏其扰走肾经也。详其用破故纸者，其妙在是。

志宁云：治膀胱疝气以此药二百圆，斑猫七个，去头翅为末，同于文武火中炒令微香，去斑猫末，茴香酒下一百圆，再服即安。志宁用此峻剂，炒以斑猫，服一百圆，洪儒钜卿，公子王孙，倘有此病，可禁受乎？欲服者可，宜子细。且云，有人食糍馈之类伤脾，心腹作痛，百药不效，曾以此药三百粒，入白丁香十枚，酒曲二钱，巴豆霜三枚，同研为末，蒸饼圆绿豆大，每服二十圆，渐加三五十圆，宿滞遂去，其疾即安。志宁且说白丁香是何物，若曰是雀儿粪，何文可载，何例可引？

《简要》刊行，非惟舛缪，又且句语不完，字舍不备。有如舌上白胎，任其曰口内白胎；恶心喜唾，从其曰恶心喜睡；大便频并，只曰频；小便不利，反曰利；麦门冬非子，乃历指其为子；栝楼根取根，反不言其用根；藿香叶之霍，失其草头；枥节风之历，忘其掩角；罂粟壳之罂曰婴，青娥圆之娥曰蛾。皆此类也，识者以为如何。

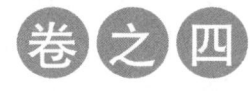

药方　永嘉　卢祖常　撰

诸风例

至宝丹、灵宝丹，品繁物珍，世多难辨，只长于省风，不长于起废，故不录。

秘传金汞灵丹　治卒暴中风，奄忽不省，手足弹曳，口面㖞斜，舌强痰盛，搐搦战掉，或角弓反张，目睛直视，口噤闭绝。每日三服。如中风数年不能步履，服至拾圆复旧。新得中风，至三服可无事。常服半圆，滋养五藏，补益真元，通流关节，祛逐风邪，强健筋，壮者不及。

金箔二钱半，以火炼过，用法酒淬五十次为度，细剪如丝。　水银半两　辰砂半两　好硫黄一两　自然铜四两，捣为末，用锅子一个盛之，瓦盖不封，于地炉内，以炭一秤煅之，火尽放冷。取出，研细水飞，候干，却同四味一处入乳钵内，研如面细，不见水银星子为度　生犀角半两　羚羊角三分，并钱[1]　干蝎炒　白僵蚕炒去丝　天南星炮，去皮、脐　藿香叶各半两　白花蛇三两，法酒浸软，去皮、骨，焙干，秤　乌蛇同上　官桂一两　白术　白芷　川芎　破故纸炒　葫芦巴炒　白附子炒　荜澄茄　羌活去芦　当归炒一云，酒浸　牛膝酒浸一宿，焙干　防风去芦　鹿茸火燎去毛，切片，涂酥炙。以上各三分　附子炮，去皮、脐　川乌炮，去皮、尖。二味各一两一分　沉香半两　天麻一两半　木香三钱三分　安息香半两，别研

右先将二十六味为末，却连前五味拌和，入安息香膏搜和，再入臼中杵五百下，每一两作十圆。每服一圆，空心细嚼，温酒送下。

大圣一粒金丹　治中风瘫痪，口眼㖞斜，涎潮语涩，浑身疼痛，应

---

[1] 三分并钱：《世医得效方》卷第十三《风科》"金汞灵丹"作"三分镑"。《普济方》卷九十一《诸风门》"金汞灵丹"作"三分别镑"。此"钱"字，似当作"镑"。

一切风疾，并皆治疗。

大川乌炮，去皮、脐　黑附子同上　白附子炮制。各二两，一方各一两　五灵脂一两或作半两　白僵蚕一两，炒去丝，一方作半两　白蒺藜一两，炒去刺，或作半两　没药半两，别研　朱砂半两，一作一分　白矾半两，枯，同朱砂研令十分细　麝香半两，研细，一作一字　香墨半两，火煅窨　金箔二百片

右先将前六味同为末，却以后四味研调，同合和令均，用井花水一大盏，研墨尽为度，将汁搜和，用白杵五百下，和圆如弹子大，金箔为衣，窨干。每服一粒，用生姜一两去皮，擦取自然汁，将药圆于汁内磨化尽，用无灰热酒一大盏，浸汁温服。更随量多少，吃温酒一二升投之，以助药力，用衣被盖覆，如汗出为效。势重者日进二服，不计时候。

星附汤

生附一两，炮　天南星一分，炮　全蝎一分，炒

右粗末。每服三钱，水二盏，生姜十五片，煎至七分。去滓，放温服。

三建汤

天雄　附子　川乌头

右件等分，生，去皮、脐，薄切。每一两，生姜一两，水三大盏，煎至盏半，去滓温服。以上二方，治寒中。

大省风汤　治一切诸风卒中，涎潮痰厥，神昏语涩。

大附子一两，生，去皮、脐　天南星一两，生　全蝎半两　防风二钱　川芎二钱半

右粗末。每服三钱，水三盏，姜七片，煎八分，温服。

小省风汤　治男子妇人左瘫右痪，口眼㖞斜，中风口噤，全不能言，及半身不遂，手足顽麻，一切风疾。

防风三两　天南星三两　甘草一两，一方一两半，炙

右粗末。每服四钱，水二盏，生姜十片，煎。

大紫豆汤

羌活一两　大豆半升　酒三升

右以酒浸独活煎沸，别炒大豆极焦，急投酒中，密封候冷。以上治热中。

三生饮方见前本论中　回阳汤　独香散　露星饮方并见三生饮本论中

小续命汤，《局方》有见卖不载。

伤寒例

五积散，《局方》有见卖不载。

和气饮即五积散，汰去麻黄，治疗加减，见前论中。

升麻葛根汤[1]　治大人小儿，时气温疫，头痛发热，肢体烦疼，及小儿疮疹，已发或未发疑贰之间，并宜服之。

升麻　葛根七两半　白芍药五两　甘草五两，炙　桂一两

右粗末。每服三钱，水盏半，煎一中盏，去滓，稍热服，不以时，日二三服，只以病去身凉为度，小儿量力与之。

葛根解肌汤　治伤寒温病，时行寒疫，头痛项强，发热恶寒，肢体拘急，骨节烦疼，腰脊强痛，胸膈烦闷。

葛根四两　麻黄去节，三两　黄芩　芍药　甘草炙，各二两　桂枝一两

右粗末。每三钱，水盏半，枣一枚，煎八分。去滓热服，不以时，取少汗差。

详二方，一治温疫，一治寒疫。盖以解肌汤中有麻黄、桂枝故也。《活人》方无黄芩，既欲治寒疫，不用黄芩，极为有理。温疫取其平解，寒疫取其汗解，二者不同，惟恶寒不同耳。

伤暑例

五苓散　窃详《神农本草》，百药性味德用，有疗风、疗寒、疗湿或

---

[1] 升麻葛根汤：原书方中升麻一味未载剂量。《御药院方·治伤寒门》卷二"升麻葛根汤"："治大人小儿时气温疫，头痛发热，肢体烦疼，及疮疹已发未发疑贰之间，并宜服之。升麻、葛根（锉）、甘草（炙，锉）、芍药（各十两）。右同为粗末。每服三钱，用水一盏半，煎取一中盏。去滓，稍热服，不计时候，日进二三服，以病气去身清凉为度。小儿量力服之。"供参考。

三气兼治，各于品下明载，惟无一字言及何品可以疗暑。先贤深造，暑乃天地间六淫中无形之火，幸而天地间五行中，有有形真水，可以制伏扑灭，方将独饮其水。于中却有中脘虚弱之人，饮之滞于胸膈，则为痰为饮；滞于肠胃，则为湿为渍。痰至秋则可为疟，湿至秋则可为痢，故借治伤寒温热病，五苓散以主之。盖取五苓散中品味有猪苓、泽泻、赤茯苓通利水道，白术且能逐水，官桂能宣导百药，辛而散之。故诸暑药，必皆赖新汲水调服。

虽然五苓散不若**消暑圆**为妙。其方只用醋煮半夏一斤，赤茯苓减用四两，生甘草二两。为末，生姜自然汁圆梧桐子大。每三五十圆，新汲水下，细嚼尤好。胜五苓者，以五苓有猪苓、泽泻、赤茯苓，能写肾经，兼有目疾者不宜服。秋深亦非宜也。

香薷饮 《局方》有见卖不录。其煎煮必用酒与水，以分冷热，须水浸令十分冷服，亦不外新汲水之意。专治夏月恣饮冰雪、瓜果臛脍，变为霍乱，至要之剂。孙与王谓不宜冷服，缪甚，后学鉴此，以为矜式。

湿例

渗湿汤 已见前第十二方，若微感湿气，则可行。若致浮致肿致重，功却莫觊，世俗相传多服术附汤。

防己黄芪汤

防己四两　黄芪五两　白术三两　甘草二两

右粗末。每服三钱，水盏半，生姜三片，枣一枚，煎八分。去滓，稍热服，不以时候。此药治伤湿致浮致肿，极有神功。古方令服药后，以被绕腰以下，温令微汗。近世明医深造治湿不利小便，非其治也之旨，只从小便去。

诸气例

四七汤 《易简》载：

半夏五两　　茯苓四两[1]　　厚朴三两　　紫苏叶二两

右㕮咀。每服四钱，水盏半，姜七片，枣一枚，煎七分。去滓热服，不以时。治忧思悲恐，致藏气不平，上塞咽喉，有如炙腐，吐咽不下。然终不若《局方》七气汤为稳。

七气汤

熟半夏五两　　人参一两　　官桂一两　　甘草炙，剉，一两

右㕮咀。每服三钱，水一盏半，生姜五片，煎七分。去滓，稍热服。治虚冷上气，及寒气、热气、怒气、恚气、喜气、忧气、愁气，内结积聚，坚牢如杯，心腹绞痛，不能饮食，时发时止，发即欲死。此汤之巧，盖以半夏之性，可为君子，可为小人，各随其所流而为之。其详见于和剂类例。令半夏辅人参、甘草，而人参为君，甘草国老，故能使其和五藏，调七情，顺诸气，诸气既顺，不滞为痰，病可去矣。然而诸气成疾，有若同门失欢，惟和而已，然后无藏怒宿怨。愚每每用以调七情，如鼓应桴。即近而言，郡侯平斋一后院，患气奔息急，甚危。愚诊曰：此小病耳。坐有懿亲刘府判曰：气出如许，七日不食，胡为小病？愚曰：气奔脉搏，他无一毫外证，此名奔气，有奔气汤可对治之。止以七气汤加吴茱萸，料二大剂，每服五钱与服，半夜气平如故，更即近而言。郡侯一府眷，患发热头痛，以帛裹首，有识无识咸谓感冒，招医僧崇辩，治药杂进，至生附、熟附互投。愚诊其脉，溢出鱼际。愚曰：非感冒，乃气疾耳。盖以阳浮于外，气不归元，故发为热，加以气上冲头目，故为巅痛。遂供紫苏子降气汤二剂，加琥珀以平心气，酸枣仁平肝气。夜半热沉，而巅不痛矣。更以事之，尤可覆者言之。

中书洪先生在朝，诣天竺，祈雪祷切，三日不应，回访实斋，话久还解，日已傍午，供食不美，吐去，即就枕。由是食不下咽，不登圊者七日，实斋以愚荐。令侄接见，谓中书失饥冒寒得疾。暨诊，一身无感寒邪之证，人迎无伤寒邪之脉，非感冒也。不食七日，失饥亦莫能究。

---

[1] 两：原文无，据《易简方》同名方补。

惟右手气口脉，钩曲向里。愚曰：此只大气受伤耳。先生曰：何谓大气受伤？愚曰：天地之间，有大气焉。大气不屈，天长地久，人身肖天地，既受其伤，故有是证。惟人身中，有大筋、大骨、大肉、大气，今之四大不安者是也。先生曰：何伤也？愚曰：先必怀恐气，复有怒气。盖恐则精却，精却则上焦闭，闭则气还，还则下焦胀，故气不行矣。况怒则气上，何今之病证，有若一空缶，上有小窍，而下无窍，虽按沉于水，而水莫入，故不登圊而食不进。愚有川方八神来复丹可疗。品内有五灵脂，大行气街；有硫黄、消石，升降阴阳；有半夏、南星、二曲，可化其气滞为痰。以调中散进三剂，夜半登圊，随即索粥，次早招诊，已平复矣。坐有医高其姓者曰："先生欲服白泽圆。"愚曰："此圆中有钟乳、麝香，能通百节九窍，先生上颌疮尚未全愈，服此必为钟乳、麝香祸，不合。"高微笑，愚退。越三日，先生疮果大作，复恳实斋相拉。愚曰："虽白身补朝奉郎，何术可得？先生是疾，不可形容而弗救，是说也，实斋先生可得而覆也。"供药服药，当须细审其有碍无碍。

补助例

青娥圆 《易简》立名，不出方。用补骨脂十两，炒，杜仲十两，剪碎，炒去丝。先以二味为末，次研胡桃肉三十枚为膏，添酒打糊圆梧桐子大。每服五十圆，空心、食前、温酒、盐汤下。治肾虚腰疼。昔有贵人出疆，专赖此药，往返安强，因为歌赞其功。曰：暮年时节向藩隅，人老方知药力扶。夺得光阴归掌内，青娥莫笑白髭须。青娥非青蛾也。

补髓丹，即此方每料加鹿茸、没药各二两，修事圆如前法，真暮年之良剂。

头风例

芎辛汤、如圣饼子，《易简》载：治一切头疼。未为尽善。

若风热痰作不已，则有**寸金散**例，用天麻、川芎、白芷、藿香、防风、人参各半两，雄黄三钱，研，地龙去土，秤一分，甘草一分，蝎炒，一分。细末，每半钱，茶清调下。食后服，立效。若风寒客于头中，偏痛无时，久久牵引两目，遂致失明。宜用白附子一两，炮，麻黄不去节，川乌炮去皮尖，天南星各半两，全蝎五个，去毒，干姜炮，朱砂水飞，麝香各一两。为细末，酒调一字服之，去枕少时。

若偏头风痛不可忍，用细辛一两，雄黄半两，别研。为细末。每用一字。如左边痛搐右鼻，右边痛搐左鼻，名**透顶散**。

若大病后，气虚头痛，宜以四柱散煎熟，入腊茶一钱服之，甚良。

若肝厥不足，气逆上行，头痛难忍，用硫黄一两，石膏软者研，不煅，熟半夏各半两，硝石半分。研为细末。生姜汁糊圆，梧桐子大，阴干，每三十圆，姜汤或米饮下，名**玉真圆**。

一方，用硫黄二两，硝石一两。研细，水圆如指头大。每一服，细嚼，腊茶下。沐头洗项水湿，因而入脑致痛，如掣如钻，宜以瓜蒂为细末，患人口先含水，以瓜蒂末，搐入鼻中，沥出恶水，其痛即愈。虽未尽八种名，是皆要紧之证良方也。

小便夜多例

《局方》出药颇多，惟小菟丝子圆有效，然不若**川方五子圆**。用菟丝子，家韭子略炒，益智子去皮，茴香子炒，蛇床子挼去皮、壳，炒熟。右等分，为细末，酒糊圆梧桐子大。每服五七十圆，米饮盐汤下。此病属下焦、膀胱冷，二府为患，非当治心、肾二藏。一方云，圆讫，湿以川椒细为末衮衣，尤效。

小便夜多，耆耋、婴孩类皆多有之，未尝因此小疾而成大患。

渴非宣疾例

玉壶圆 用硫黄，硝石，晋矾，滑石各一两，研细，白面六两。水搜和圆如梧桐子大。每五十圆，新汲水下。本治中暑，有起死功。愚尝借以治因暑患渴，而人莫知觉者，多效。李昭文在台，渴疾，实斋命诊。因其人迎、气口二脉俱数，愚曰："此莫暑月得之？"昭文沉吟曰："然。"愚遂举天地间坎、兑二水为论。坎，乾水也，气也，即小而井，大而海；兑，坤水也，形也，即微而露，大而雨。一阳下陷于二阴为坎，坎以气潜行乎万物之中，为受命之根本。故曰，润万物者，莫润乎水。一阴上彻于二阳为兑，以形普施于万物之上，为资生之利泽。故曰，说万物者，莫说乎泽。明此二水，大悟人之消渴、消中、消肾三消之名义。今先生之渴，既因于暑，证与脉符。况暑喜入心，夏心火旺，不受正邪，移克于肺，肺受贼邪，此正兑水受伤，不能施之为露为雨，故渴发膈上，肺之所居也。深合正经所谓"心移热于肺，为膈消"者是也。进以玉壶圆，浓煎参汤，极冷咽下而愈。又何贰卿兄念一判院，一日偕徐监仓，皆抱渴疾，诸脉何以因酒过，中焦受伤成消中，与独连圆。徐以伏暑，兑水受伤成膈消，授玉壶圆。俱效。间见消肾渴不甚，而小便多者，坎水逝矣。若泛泛指以玄兔丹、鹿兔煎、班龙脑珠丹，惟谨于将爱者，可觊功。世言消渴、消中、消肾，未足以尽其义，何则？多食甘美肥味，溢为消渴。而心移热于肺，传为膈消，是知膈消不类于消渴。多饮数溲，谓之消中。多食数溲，谓之热中，《千金》又谓之内消，是知热中重于消中者也。更有重于消肾者，小便多于所饮，味甘而气不臊，谓之急消。此乃坎水竭矣，最为可畏。外有小便数而渴，脉浮涩而大便难，此为脾约，属麻仁圆。卫生君子，力学之士，当以是甄别。

玄菟丹

菟丝子_{十两，酒浸，别取末}　五味子_{七两，盐酒浸两宿，别为末}　白茯苓_{五两，盐酒蒸，焙干}　干莲肉_{三两}

右为末，以山药末六两，将所浸药余酒，添酒煮糊搜和，杵数千下，圆梧桐子大。每五十圆，米饮下。滋心火，益肾水，常服，不燥不炎，功效特异。

鹿菟煎

菟丝子五两　北五味子五两　白茯苓二两半　鹿茸一两半

右修事为末，以生地黄汁搜和，圆梧桐子大。每五十圆，空心、食前，盐汤送下，治渴亦佳。

班龙脑珠丹

鹿角霜十两，为细末　鹿角胶十两，酒浸数日，煮糊圆众药　菟丝子十两，酒浸，蒸，作饼，焙干　柏子仁十两，净，别研　熟干地黄十两，酒浸两宿，蒸，焙干，以余酒入胶用

右将众药研调，却以鹿角胶酒三四升煮糊搜药，杵一二千下，圆梧桐子大。早晚空心、食前，盐汤或酒任下，五十圆至百圆。蜀乾祐中，成都府每开药市，有绿须美颜道士，酣醉于酒楼上，歌曰：尾闾不禁沧海竭，九转灵丹空谩说。惟有班龙脑上珠，能补玉堂关下穴。一作血。有人过之，得其旨，乃此方。

妇人胎前产后例

窃详妇人胎前制药，宜和不宜悍，正恐胎孕未固而易伤。产后制药，贵简不贵繁，亦恐血气未平而易扰。若妊娠伤寒，头痛壮热，宜白术、黄芩，等分同剉，新瓦上炒香，为末。每三钱，水一盏，姜三片，枣一枚，煎七分，温服，三二服取差。惟四肢厥冷阴证，不可服此药，仍安胎。若伤寒，浑身壮热，呕逆，头痛足酸，心腹刺痛。宜以葱白十茎，生姜半两取汁，水一大盏，同煎至半盏，顿服，不以时。大凡孕妇热盛，当先护胎。伏龙肝为末，水调涂脐下二寸，干则易，差。或取井中泥涂心下，干则易之。或以鸡子绢袋盛数枚，沉浸井中令极冷，旋旋吞之。若妊娠中风，用白术一两半，独活一分，黑豆一合（炒熟），防风一两（剉碎），以酒三升煎耗半，去滓，分四服灌之，得汗为度。若妊娠患疟，最难用药。宜以萝卜子碾细末，每二钱匕，米饮调服。妊娠小便不通，车前叶二握，葱白一握，粗末，水半碗，煎一盏，去滓服。

或以桑螵蛸十二枚，洗净，炙为末，分二服，米饮下。妊娠尿血，用木通二钱，生地黄半两，灯心十茎，咬咀，分作二服，水一盏，煎至八分，去滓，空心、食前服，大概取平和为稳。产后腹痛，宜当归（炙）、干姜（炮）、等分末之，每二钱，用酒一盏，煎六分，温服。产后肚痛，宜石菖蒲一两，当归半两，末之，每二钱，热酒下。若脐下痛，宜玄胡索、桂心，各半两，当归一两，末之，每二钱，温酒下。产后阴肿，宜蛇床子二合许，炒令热，用青布裹熨肿处。阴挺出，宜硫黄、乌贼鱼骨各半两，五倍子一分，末之，粉患处。产后水泻，宜酸米醋炒香附子为末，米饮调二钱服。若大便秘难，宜五灵脂、荆芥穗等分，末之，每二钱，温酒服，童子小便调服亦宜。勿作别治及以冷药通之，多食松子仁，亦自通，或用密兑良稳。产后虚汗，宜防风不以多少，麸炒赤，末之，煎猪肤汤调二钱服。产后蓐劳，宜猪肾一只，去脂膜，切四破，香豉、葱白、粳米、当归、芍药各一两，咬咀，分两剂，每剂水三升，煮一小碗，去滓，分三两次任意服。此产科及《保庆集》未载，故录之，大概取其简而无扰也。

小儿惊例

儿医之难尚矣，愚尝深考之惊风急慢之候，皆可畏。俗惟持慢惊，愁杀我为说。且如小儿，或因吐泻，或只吐不泻，或久泻不吐，脾土既亏，日渐困悴，面青神慢，冷而发惊，不甚搐搦，微微上视，手足轻动，此慢风候也。《局方》出药固多，兼治急慢两证，皆失乎凉。近世明医，以白圆子末，与金液丹末等末，蒸饼为圆如小绿豆大，米饮送下。如未能咽，清饮调，徐徐荫之。痰多，加白圆子。泻未止，加金液丹。风定，即当调脾，惟四君子汤加扁豆、山药，各炒为末，每半钱，姜、枣煎服。若欲生风，四君子汤加半夏曲（炒）、没食子等分，入冬瓜子数粒同煎。若虚甚作慢惊，脉来微缓，研震灵丹三二粒，十分极细，米饮调下。若困而不醒，只以附子半钱，切碎，水一盏，姜三片，丁香五粒，煎四分，温灌之，醒即住药。皆量儿之大小，加减与之。或已作风候，虽有既济丹、来复丹二药，品味相类可用，莫若八神来复丹为佳，盖以来复丹加南星、半夏二曲为巧。若四肢厥冷，黑附子尖二个，生去皮，蝎梢七个，熟硫黄末一钱匕，十分细末，姜汁和圆小绿豆大，一岁儿十圆为率，米饮下。治慢惊诸急，大概如此。若急惊候，其证身热面赤，或唇红脉数，或搐搦上视，或牙关紧急，或咬齿有声，或身腰反折。先宜进少苏合香圆，次以白圆子末，加全蝎、僵蚕末，淡生姜汤、人参汤，任意调服。此顺气下痰，解热散风之备。或关格未利，宜以麝香当门子研细，薄荷汤调下。有顷刻十发者，以生地龙一条去土，入五福化毒丹一圆，同研如泥烂，薄荷汤少许，调灌，治急惊。诸急大概如此，其他不敢专其治，详见和剂类例中。

小儿疳例[1]

小儿疳证，腹大胀急，名曰疳虚；加以泻利，名曰疳瀼[2]；体或有热，名曰疳热；毛焦发悴，好吃异物，名曰疳极；热更往来，形体枯槁，面无精彩，名曰疳劳；手足细小，项长骨露，尻臀无肉，腹胀脐突，疳眼雀目，名曰丁奚。调治之法，莫非以和脾胃为先，解热搜疳，肥肠杀虫为要，功多调脾。《局方》有六神丹例，功多搜疳；《局方》有芦会圆例，功多解肌；《局方》有熊胆圆例，功多杀虫；《局方》有蚵蚾圆例，甚则有化虫圆例。其五疳保童圆，则总曰治之。惟用：

史君子圆[3]

史君子汤浸去皮一两　厚朴姜汁制炙　陈橘红　川芎各一分

---

[1] 例：原脱，据目录补。
[2] 瀼：原作"瀼"，同"瀼"。
[3] 史君子圆：原脱，据目录补。

右为细末，蜜圆如皂角子大。三岁小儿已上一粒，已下半粒，陈米饮化服。

肥儿圆

川黄连　芜荑仁各一两　神曲　麦蘖各半两，炒

为细末，猪胆汁圆如麻子大。米饮下，量与圆数。

痈肿例

五香连翘汤，志宁载在《易简》，备为痈疽全功。审其治法，要在宣热拔毒，托里排脓。其方纵不落连翘，增丁香投之，亦太骤。宜先行发散，有**川方香黄散**例。

白芷　大黄等分

细末。蜜醋调，付[1]赤肿痛处，蜜汤亦得，一日一换。

差次则**拔毒圆**。

明矾一两，枯

为末，蜡圆梧桐子大。每三十圆，无灰酒下。定毒不走。

托里则有**内补散**例。

当归、官桂、黄芪各二两，人参、川芎、厚朴、防风、甘草、白芷、桔梗各一两

修事为末。每二钱匕，酒调空腹服，木香汤亦得。

排脓则有**番香散**。

川升麻　商陆根　大黄各半两　番降香　吴姜黄　明白矾研，飞，各一分

细末，温水调，拂肿处。便觉彻骨凉冷，其肿立消。已破去白矾，未破用白矾。治一切痈疽疖毒，已溃未破，抽风内消，神效无比。

---

[1] 付：通"傅"。

口疮例

赴筵散

五倍子_{小嫩者，一两}　滑石_{半两，研}　黄檗_{半两，蜜涂，炙紫色}

右为末，每服半钱。干掺疮上，良久便可，饮食俱无妨碍，甚奇。若老人、虚人，口疮咽痛，只以吴茱萸去浮者炒，地龙去土炒，等分为末，米醋入生面调，涂足心。初生小儿亦可用，妙。或只以野蔷薇浓煎汤，漱吐数次，即愈。

喉闭例

如圣汤　世多举是汤，以治喉痛，若不减而肿，加荆芥。

若药力不加，则有**吹喉散**。只以青黛、盆硝，等分为末，吹入喉中。若卒然闭塞，白矾一两，巴豆肉二钱，略槌破，同熬枯干，去巴豆，碾矾令细，冷水调灌。

 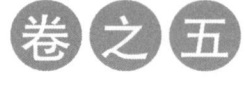

永嘉　卢祖常　撰

嗜丹破迷说

《神农经》谓丹砂能化为汞。然丹砂，石类也。随物所制，得火可镕而为汞，汞，水银也；随物所制，得火则复可结而为砂。后之智者，思见丹砂体貌虽坚，纵入深匮，逢火悉成灰烬。今乃可制可伏，可烹可炼，可镕可结，可养可留，极加讨论，广求通变。喜多受火者为珍，遂以季火为季名，岁火为岁名，纪火为纪名。又其久者，立为黄芽等名，盛传于世。夫是砂之成，既捻为丸，火候岁月，何所考订。奈何淫荒者，觊其助阳养精；恋世者，祈其延生固命；好贿者，拟其为艮为庚。纷纷狂图，得之者谁？凡此贪迷，是皆未闻先圣之训，曾斥之曰：妖兴凡灶，谓炼丹砂可化为黄金。怪语乱人谓：服，白日可冲于碧落。苟尔易求，则世上富豪，尽皆比屋，绝无贫缕；地上神仙，当如乱麻，绝无俗辈矣。惟见溺炉火者败，嗜丹品者夭。告诫虽具，凡夫蔑闻，但慕一时狂僭之用，恣为继咎[1]。男女之狂，是皆不知丹中暗有大毒也。夫大毒者，殆非一端。《周礼》叙五毒，以丹砂之毒，列于胆矾、礜石、雄黄、磁石之首。本草虽指四者有毒，独云丹砂无毒，是乃后世墨字新补，即非神农白字旧经。况宜州地近春融，皆产砂郡，其水尽赤，每烟雾郁蒸之气起，亦黄而赤，土人谓之朱砂气，能发瘴疠害人。又况制伏之料，亦多怀毒，而火之毒益甚焉。显而言之，火炼小丹，必须埋土几昼夜，以出火毒。火多者，又须沉井底七七日，以拔火毒。鬻丹之家，急于见景，虑不及此，则火毒之说，安可忽诸。常时以古文钱火煅醋淬

---

[1] 咎：原作"晷"，文义不通。此为作者个人理论，无据可作校勘，只能姑据文义改。

成屑，淘洗火毒不尽，服之令人患哑，即小喻大，利害可知。世之炼丹砂服饵者，鲜有不被其害。请详《本草衍义》"水银"条下，举韩昌黎志李君墓云，太学博士李干、工部尚书归登、殿中侍御李虚中、刑部尚书李逊、刑部侍郎李建、工部尚书李简、御史大夫卢坦、金吾将军李道古类，皆嗜丹致疾，痛苦莫忍而亡，韩皆亲得所见，而条举之。自唐之后，蹈是苦者，又不知其几人。昧者乃曰，人生浮世，俱难逃死，何独归咎于丹耶？然死则终死，乌可耽一时之狂剂，求生不生，求死不死，甘受于不可形容之痛，遂至于大呼疾号而逝乎。

又如水银，得硫黄则赤如丹，得矾石则白如雪。赤如丹者，即今之点书妆画者是也；白如雪者，即今之明铜磨镜者是也。二者皆吕公之小术耳。因其能变赤如丹，大智禅师从而臆度，而为之说。曰：水银之性，虽极其寒，既感硫黄太阳之精，鬼焰居焉。复感火气，特进而为内固之剂，每水银一两，必配硫黄三钱半，以水火鼎燖而成之，目曰灵砂。今之丹客道流乃大不然，惧其二品得火飞走，乃增水银而为八，损硫黄而为二，妄引内丹二八为证。且夸云，曾二转三转，至于九转，以愚世人。殊不知七返九转之诀，惟造道之真者，可以配此，此外岂得容易而比类哉。庸愚者，不顾后患，而缪投之；轻信者，不晓后患，而嗜服之。又不知水银为物，入耳，则能蚀人脑至尽；入肉，则令人百节挛弱；近男子阴，则阴消无气。况水银出于丹砂，脱胎换骨，其毒尚存，煅为轻粉，其毒犹在。试扣镀金之家，年未三十，其手必弱；煅粉之家，不逾数年，面如患风。每大工作，必饮酒啖肥肉，引铁浆以御之，终皆不免。近世灵砂所用，硫黄数亏则体轻，体轻宜其性易过；水银数迭则体重，体重宜其性尚沉。势必下注于膝，于跗，于踝，于胫之经络，而痿弱益甚矣。投者服者，不知其祸原于水银，乃欲振起虚极，而复吞之，故相史卫王曾堕于此，终莫之救。昔北齐徐王疗脚痿躄，以金物火炙，令热熨之，水银当出蚀金，候金色白者是也。门下岂无良医，何不闻此详为卫王告，亦可谓之蠢矣。且炼治之法，凡一季岁纪之间，按子午卯酉四时，增添熟火四两，号为一斤，以符内丹二八之旨。纵可效此以召阴阳之和，但子候乃在夜央，守炉之人，岁月既久，安免无一夜失候，其丹即僭。近者因虑其子候难守，并午候而弃之，只养卯酉，尤为大缪。夫子午，天地之中正，二火位焉。弃子午，则一阴何起，一阳何复？卯酉日月之道路，燥金行焉，守之，则燥金独专，阴阳失正，宜乎世俗服者，反为焦精涸髓之害。无疑其成消疾、狂疾、痈疾、疽疾，悲哀痛苦，夭折损伤，可不谨哉。斯言深切悟明，观者无为秃妪歌阳春白雪，羞而弗采；吃汉谈至理妙论，哂而弗顾也。区区愿天下后世敬而信之，畏而远之，或子或孙，闻祖闻父，曾罹此害，更能相勉，尤为天下后世幸。丹不僭躁，脉果衰微，□一二粒，脉续即止。

三建汤指迷

汤名三建，世莫一识。究其名，因以附子、天雄、乌头，一类并产建平，同亩同陌，大热大毒。先哲总处，合为一方，不配他品，不加炮制，专主中风风痰，不省人事为急，初非立建中建元立本而召名也。何以考之，请详《神农》一经。凡此三品，咸主风寒湿寇，变乱成病，昭若日星。但附子在土，受气既盛，类结八傍，故号附子，除主风寒湿寇本功外，有强阴、坚肌骨之能。天雄在土，受气既猛，长迭三寸，故号天雄，除主风寒湿寇本功外，有长阴气强志，令人武勇，力作不倦之能。乌头感气不正，一向慓悍，首如乌鸦头状，故号乌头，舍本功外，别无一善。近世庸缪，因见补益圆散，掺入炮熟附子、天雄，便谓三建，深可骤补，逾越举行。拙而不思，补益圆散所处品味，类皆平和，先哲以附子有前功能，故推是以为辅成，以为振作。何尝借乌头线路，纵其搅众乱群，今或妄投，或嗜服而求补益者，端若人之昆季，同门共居，中或有一不肖无赖，酗酒嗜音，恣欲贪博，好勇斗狠，交游非类，公窃私取，朝蠹夕耗，虽有难兄难弟，多进多入，纵积巨万，渠能同心协力，成家立业乎？三建一处，炮熟为汤，何本何自，可据可凭？何类何例，可援可引？何益何补，可倚可仗？病果属虚属困，积亏成损，积损成虚，积虚为困，虚之一字，未易轻言，用药重轻，当法于此。频进频服，纵至于百，其能滋荣养卫，建元立本乎？更赘其说，附子为百药长，颇有德用，为汤为散，尚假人参、黄芪、甘草，以使其畏，有若君子畏天命，畏大人，畏圣人之言。乌头怀毒，至慓至悍，制以生姜，则不戟人喉，余无可以使其畏者，汁煎箭镞，用射猛兽，不问至命，略中即毙，念虑及此，庸可忽诸。倘贵豪喜三建名而乐服者，为医之良，切须力主克去乌头。虽然亦未闻只以雄附为一用例，医狡处独附，诳曰三建，吞咽赝丹重其病谋厚酬者，却可庶几。今或称效，莫往往皆然否，苟听诳名，轻信嗜服，有害无益，敢不痛告。膈有顽滞寒痰，备用数服，膈宽即止，勿嗜服之。

后　序

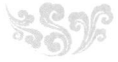

　　先哲述显说喻医道之难，有曰：虱，一虱也。其类虫，其形鲜[1]，其患痒，其害轻。恶明而喜暗，去寒而就暖，咂肤咀血，求匹成孕。本不知其自，亦不有其种。初因恼人，搔而获之惟一而已。及其盛也，累累于衣缝，纷纷于发髯，扪之不尽，栉之复有。在体者不逾肩，在首者不下项，可谓形性不殊，节守有定。何其色一有异，畏恶顿别，黑者值藜芦而衰落，白者近水银而暗亡。观此，凡为良工，临诊值病，证之纯者，治药当如童蒙之嘱小对，字字清切；证之驳者，处方当如才子之破合题，字字包尽。又云：一鬻生药家有子，年十七已冠，头上多虱，父取水银，制髻绳以辟之。逾旬，虮虱如故，荏苒容颜萎黄，精神憔悴，时云头冷。父疑其子思色致患，更医只作思色调理，皆无寸功。父常斋道，一日斋者见其子尪羸，起问其故，父馨情语之，道人详其头冷，便晓患生水银，徐微笑曰："无药可治，惟贫道有术以起之。只制银梗二条，如鼻窍大，各长二寸四分，按二十四气，梗顶须平，容贫道明早料理。"患家深信其说，道人果如约至，索银梗呵咒数四，纳患子鼻中，揖曰："且退。"近暮再至，缓手取出银梗，视之大笑，以爪甲剔下水银十数滴，示其家人，一毫无取，怡怡而去，挽之不留，其子乃安。父因阅《神农经》，乃见水银之性，入人肉，令人百节挛缩，入人脑，能蚀人脑至尽。道人以银梗引水银，盖以水银性能蚀银耳，凡所施为，无

---

[1] 鲜：原作"尠"，音 xiǎn，同"鲜"。

非神其术以动患家之信心。即是而观，良工为学，不可不博，见识不可不广，人命不可不重，取财不可不轻，用药不可不防后患。不如是不足以尽医道，安宜不知其难，习《易简》《简要》为师，借[1]法而求食也。重命君子，欲服《易简》《简要》之药，敢请以纠缪参之，可投则投，可服则服无蹈。病未必杀人，药之杀人多矣，之深戒。

---

[1] 借：原作"偕"，同"借"。

方名索引

A

安胎饮　171

B

八味竹茹汤　70
巴石圆　51
拔毒圆　204
白饼子　59
白附子散　26
白虎加桂汤　42
白龙圆　72
白散子　30
白术散　61，131
柏连散　53
班龙脑珠丹　201
半夏汤　45
保安圆　34
抱龙圆　63
备急圆　26
必胜散　156
辟邪丹　44

藊豆散　30
变通圆　53

C

仓廪汤　51
草果饮　45
柴胡散　54
柴胡汤　18，108
常山饮　46
辰砂圆　63
楮叶散　52
川方常山饮　180
川方蒲黄黑神散　172
川方三将圆　169
川方五子圆　199
川方香黄散　204
吹喉散　205
催生汤　162
寸金散　199

D

大阿胶圆　30

大柴胡鳖甲散 45
大柴胡汤 43
大承气汤 33
大调经散 18
大青膏 62
大圣一粒金丹 193
大省风汤 194
大香连圆 50
大效人参散 44
大已寒圆 72, 141
大正气散 44
大紫豆汤 194
稻根汤 54
地仙散 54
地榆散 49
丁附汤 64
独香散 157
断弓弦散 34
断下汤 47, 122, 177

E

二陈汤 119
二姜散 46
二神丹 64

F

番香散 204
矾石圆 20
防己黄芪汤 196
肥儿圆 204
分清散 39

茯苓补心汤 156
附子当归圆 50
附子理中圆 72
附子汤 104, 166
赴筵散 205

G

甘草附子汤 167
感应圆 68, 136, 176
葛根葱白汤 26
葛根解肌汤 195
观音救命散 62
桂姜汤 43
桂香圆 33
桂心牡蛎汤 17
桂枝附子汤 166

H

诃梨勒圆 52
和气饮 33
黑神散 18
红圆子 69, 139
厚朴煎圆 39
化毒汤 60
黄连阿胶圆 49
黄连圆 48
黄龙圆 69
黄芪散 31
回阳汤 157
活血散 60
藿香正气散 24

J

集效圆　34

加减十宝汤　58

建中汤　117

姜茶散　49

姜茶圆　53

姜附汤　16，104，160

降气汤　114

金锁丹　40

金珠化痰圆　71

酒连圆　52

救生丹　33

举卿古拜散　159

决明散　60

K

苦散子　51

L

来复丹　66，134

莨菪圆　53

老疟饮　45

理中汤　30，116，174

立安圆　168

立效散　45

利惊圆　64

连须葱白汤　26

莲心散　31

敛红圆　49

良姜散　32

羚羊角圆　178

六和汤　52

六神散　63

龙蜕饼　60

龙须散　69

鹿茸煎　201

M

麻黄羌活散　42

秘传金汞灵丹　193

秘方断下散　178

秘方胃风汤　178

秘精圆　40

妙香散　23

牡丹圆　34

木瓜茱萸汤　28

木香橘皮圆　72

N

南附汤　64

内补散　204

P

平胃散　119，175

朴附汤　46

朴附圆　49

朴连汤　52

Q

七气汤　197

七味除湿汤　27

秦桂圆 58
青娥圆 198
青木香圆 192
青州白圆子 70，140
清魂散 55
清脾汤 44
清心圆 40
曲蘖圆 49

R

人参鳖甲散 18
人参散 64，70
人参汤 17，62
人参饮子 30
人参竹叶汤 23
人齿散 60
如神汤 168
如圣饼子 71，141
如圣汤 205
乳附全蝎散 26

S

三和汤 49
三建汤 194
三匮圆 170
三生饮 103，156
杉木节汤 169
参苏饮 107，155
参苏饮子 63
神曲酒 168
渗湿汤 113，196

升麻葛根汤 195
生姜泻心汤 21
生料五积散 105
生熟饮 180
圣枣子 52
十枣散 43
十珍散 35
石莲散 51
石子汤 18
史君子圆 63，203
术附汤 43，166
顺味圆 31
四君子汤 118
四逆散 22
四逆汤 110，165
四七汤 121，196
四兽饮 121，179
四顺理中圆 31
四味理中圆 168
四物汤 57，171
苏合香圆 68，135
宿露汤 50
锁精丹 40

T

桃花圆 48
天南星圆 26
天下受拜平胃散 37
调脾散 38
通经圆 58
透顶散 199

W

万应圆　51
胃风汤　54，124
温胆汤　110
温中汤　32
乌金散　162
吴茱萸散　42
五积交加散　43
五积散　161
五苓散　44，195
五兽三匮丹　169
五嗽圆　29
五香连翘汤　191
戊己圆　62

X

稀涎散　15
犀角地黄汤　60
香薷散　24
香薷饮　196
橡斗子散　50
逍遥饮　128
消毒饮　60
消积圆　59
消暑圆　69，138，196
小柴胡汤　42，162
小青龙汤　29
小省风汤　194
小续命汤　15
蝎附散　65

薤白饼　53
星附汤　194
惺惺散　129，173
惺惺饮　58
杏子汤　115，180
芎归汤　55，124
芎活汤　65
芎辛汤　112
玄菟丹　200

Y

阳旦汤　17
养胃汤　106，150
养脏汤　50
养正丹　66，133
野苎汤　171
益黄散　56
莹泉散　39
油调散　51
余知府平胃散　36
俞山人降气汤　28
玉液圆　71
玉真圆　26，199

Z

增损四物汤　57，127
增损缩脾饮　111
真武汤　109，163
震灵丹　67，135
镇心圆　63
枳壳散　33

枳壳汤　55，126

枳实栀子汤　21

朱粉丹　53

猪苓圆　40

竹茹汤　20

竹叶防风汤　17

驻车圆　48

紫贝散　61

紫草汤　60

紫苏子八味降气汤　182